护考应急包（中级）

2024

护理学(中级)

单科 一次过

全真模拟试卷与解析

——专业实践能力

全真模拟试卷（一）

全国卫生专业技术资格考试研究专家组　编写

中国健康传媒集团

中国医药科技出版社

内 容 提 要

本书根据最新考试大纲要求，通过分析历年考试真题，并在研究命题规律的基础上精心编写而成。供考生进行模拟自测，梳理对知识点的掌握程度，顺利通关考试。本套试卷分为试题和答案及解析两大部分，以便学生自测后核对答案。试卷中题型、题量及题目难易程度与考试真题保持高度一致，考生根据自己未通过的科目选择相应的试卷即可。

图书在版编目（CIP）数据

护理学（中级）单科一次过全真模拟试卷与解析.专业实践能力 / 全国卫生专业技术资格考试研究专家组编写 . —北京：中国医药科技出版社，2023.8

（护考应急包：中级）

ISBN 978-7-5214-3875-8

Ⅰ. ①护… Ⅱ. ①全… Ⅲ. ①护理学—资格考试—题解 Ⅳ. ①R47-44

中国国家版本馆CIP数据核字（2023）第074546号

美术编辑 陈君杞

版式设计 南博文化

出版　**中国健康传媒集团** | 中国医药科技出版社

地址　北京市海淀区文慧园北路甲22号

邮编　100082

电话　发行：010-62227427　邮购：010-62236938

网址　www.cmstp.com

规格　889×1194mm $\frac{1}{16}$

印张　6

字数　215千字

版次　2023年8月第1版

印次　2023年8月第1次印刷

印刷　北京紫瑞利印刷有限公司

经销　全国各地新华书店

书号　ISBN 978-7-5214-3875-8

定价　25.00元

获取新书信息、投稿、为图书纠错，请扫码联系我们。

编委会

主　编　王　冉

编　者（以姓氏笔画为序）

王　冉　王　浩　王海涛　王海燕

成晓霞　吴　玲　张杰一　袁　帅

蔡秋霞

试题部分

一、以下每一道考题下面有A、B、C、D、E五个备选答案，请从中选择一个最佳答案，并在答题卡上将相应题号的相应字母所属的方框涂黑。

1.给予癫痫持续状态患者静注地西泮时，应重点观察的是
 A.有无胃肠道反应
 B.血压降低情况
 C.眼球震颤
 D.呼吸抑制
 E.共济失调

2.脑血栓形成患者溶栓的最佳时机是
 A.6小时内
 B.8小时内
 C.10小时内
 D.12小时内
 E.24小时内

3.格列吡嗪的服药时间是
 A.餐前半小时
 B.进餐时或餐后
 C.第一口饭同时嚼服
 D.空腹
 E.餐后半小时

4.术后早期活动的主要目的是防止
 A.心力衰竭
 B.肺部并发症
 C.切口裂开
 D.压疮发生
 E.伤口感染

5.容易引起急性肾衰竭的外伤是
 A.挫伤
 B.冲击伤
 C.切割伤
 D.挤压伤
 E.腹部穿透伤

6.食管癌进展期主要的临床表现是
 A.进行性吞咽困难
 B.进行性消瘦
 C.进食后呕吐
 D.进食后胸骨后疼痛
 E.进食后呛咳

7.成年人呼吸心跳骤停，单人心肺复苏，心脏按压与人工呼吸之比是
 A.7：1
 B.10：1
 C.30：2
 D.15：2
 E.5：1

8.关于猩红热患儿的护理措施，错误的叙述是
 A.急性期患儿绝对卧床休息
 B.高热时可予酒精擦浴
 C.提供充足水分
 D.及早使用青霉素G
 E.复方硼砂溶液漱口

9.胆石症的病人出现胆绞痛禁用
 A.阿托品
 B.哌替啶
 C.吗啡
 D.654-2
 E.安腹痛

10.改善血栓闭塞性脉管炎病人肢体血液循环的措施不包括
 A.禁忌吸烟
 B.肢体保暖
 C.勃格运动
 D.肌内注射吗啡
 E.使用扩血管药物

11.休克病人应采取的体位是
 A.半卧位
 B.侧卧位
 C.头低足高位
 D.头高足低位
 E.中凹位

12.幽门梗阻病人术前护理不正确的是
 A.补液纠正水、电解质紊乱
 B.持续胃肠减压
 C.禁食
 D.术前每晚温盐水洗胃
 E.进高蛋白、高热量饮食，提高对手术的耐受性

13.关于人工肛门的护理措施，不妥的是
　A.取左侧卧位
　B.术后1天开放造瘘口
　C.保护造瘘口周围皮肤
　D.造瘘口覆盖凡士林纱布
　E.教会病人使用人工肛门袋

14.关于月经的叙述，正确的是
　A.初潮时多是有排卵性月经
　B.两次月经第1日的间隔时间为一个月经周期
　C.月经周期的长短主要取决于分泌期的长短
　D.正常月经失血量不少于80ml
　E.月经血是凝固的

15.尿酸结石病人应禁食的是
　A.牛奶
　B.芦笋
　C.动物内脏
　D.豆制品
　E.菠菜

16.尿道损伤愈后最常见的并发症是
　A.尿道痉挛
　B.尿道狭窄
　C.尿道出血
　D.尿路结石
　E.尿外渗

17.某破伤风患者频发全身肌肉抽搐，呼吸困难，发绀。此时最重要的护理措施是
　A.解除肌肉痉挛
　B.应用破伤风抗毒素
　C.及时处理伤口
　D.避免损伤
　E.预防感染

18.肺炎患儿发生严重腹胀、肠鸣音消失是因为
　A.低钾血症
　B.低钠血症
　C.坏死性小肠炎
　D.消化功能紊乱
　E.中毒性肠麻痹

19.外阴假丝酵母菌病患者常用的阴道冲洗液是
　A.0.5%醋酸
　B.1%乳酸
　C.生理盐水
　D.2%~4%碳酸氢钠溶液
　E.1：5000高锰酸钾溶液

20.母乳中钙、磷比例是

　A.1：2
　B.1：3
　C.2：1
　D.2：2
　E.3：1

21.消化性溃疡最主要的临床表现是
　A.消化道出血
　B.上腹部疼痛
　C.营养不良
　D.嗳气、反酸
　E.缺铁性贫血

22.血管扩张剂治疗心功能衰竭，发生率最高的不良反应是
　A.心率加快
　B.低血钾、低血钠
　C.血压降低
　D.呼吸抑制
　E.心率减慢

23.前列腺增生的早期表现是
　A.尿频
　B.尿痛
　C.血尿
　D.尿流中断
　E.排尿困难

24.行肿瘤放射治疗的患者，当口腔出现假膜时，应选用的漱口水是
　A.呋喃西林溶液
　B.生理盐水
　C.双氧水（过氧化氢）
　D.纯净水
　E.温开水

25.腰椎间盘突出症的主要症状是
　A.腰痛
　B.腰和臀部痛
　C.腰和大腿前方痛
　D.坐骨神经痛
　E.腰痛伴坐骨神经痛

26.护士告知消化性溃疡患者，减少消化性溃疡复发的关键是
　A.注意劳逸结合
　B.合理安排饮食
　C.避免精神紧张
　D.根除幽门螺杆菌
　E.定期复查

27.诊断性刮宫的适应证不包括
　　A.不孕症
　　B.阴道排液
　　C.子宫性闭经
　　D.急性宫颈炎
　　E.子宫异常出血

28.下列用于急性肺水肿治疗的药物中，使用时宜现用现配的是
　　A.硝酸甘油
　　B.硝普钠
　　C.酚妥拉明
　　D.氨茶碱
　　E.速尿

29.牵引复位适用于
　　A.跟骨压缩性骨折
　　B.颅骨裂缝骨折
　　C.锁骨青枝骨折
　　D.股骨干斜形骨折
　　E.骨盆粉碎性骨折

30.2.5岁儿童的正常心率是
　　A.120~130次/分
　　B.110~130次/分
　　C.100~120次/分
　　D.80~100次/分
　　E.70~90次/分

31.反映小儿骨骼发育最主要的指标是
　　A.胸围
　　B.体重
　　C.牙齿
　　D.身长
　　E.囟门

32.百日咳、白喉、破伤风混合疫苗，初次免疫时需要注射的次数是
　　A.注射1次
　　B.每周1次，共注射2次
　　C.每周1次，共注射3次
　　D.每月1次，共注射2次
　　E.每月1次，共注射3次

33.母乳喂养的婴儿不易患肠道感染的原因是母乳中含有
　　A.IgA
　　B.IgG
　　C.SIgA
　　D.IgE
　　E.淋巴细胞

34.使用链霉素需要监测
　　A.视力
　　B.听力
　　C.肝功能
　　D.血尿酸
　　E.辨色力

35.关于病理性黄疸的叙述，**错误**的是
　　A.黄疸在出生后24小时内出现
　　B.程度重
　　C.早产儿持续时间超过2周
　　D.退而复现
　　E.血清结合胆红素>2mg/dl

36.患儿，男，6个月，冬季出生，人工喂养。平时睡眠不安、多汗。今日晒太阳后突然出现全身抽搐5~6次，每次1分钟左右，抽搐止后精神、食欲正常，体温37.8℃。应首先考虑的疾病是
　　A.癫痫
　　B.低血糖
　　C.高热惊厥
　　D.婴儿抽动症
　　E.维生素D缺乏性手足搐搦症

37.10个月男婴，腹泻2天，大便每日15~16次，蛋花汤样。精神萎靡，眼泪少，尿少，呼吸快，唇红，血钠138mmol/L，皮肤弹性差。其首优的护理诊断是
　　A.体温过高
　　B.有皮肤完整性受损的危险
　　C.营养失调，低于机体需要量
　　D.体液不足
　　E.潜在并发症：肾衰竭

38.病毒性心肌炎患儿在恢复期限制其活动量的时间应不少于
　　A.1个月
　　B.3个月
　　C.6个月
　　D.9个月
　　E.12个月

39.某患儿因麻疹入院治疗，目前处于出疹期，体温40.5℃。正确的护理措施是
　　A.适当活动
　　B.酒精擦浴
　　C.冰袋冷敷
　　D.小量退热剂
　　E.冷盐水灌肠

40.关于急性肾衰竭无尿期的护理，叙述正确的是
　　A.尿量增加时快速补液
　　B.多进食优质蛋白

C.多吃橘子补充钾离子

D.严格控制静脉补液量

E.输入库存血以纠正贫血

41.构成社区主体的是

A.一定数量的人口

B.一定范围的地域

C.一定的社会系统

D.一定数量的设施

E.一定的结构要素

42.收集资料进行社区护理评估的目的是

A.检测护士的工作能力

B.了解居民的生活方式

C.评价社区的功能

D.确定社区存在的护理问题

E.找出社区可利用的资源

43.在家庭访视过程中，有关护士与服务对象的关系，叙述**错误**的是

A.护理目标多为长期目标

B.家庭成员可能拒绝合作

C.护士对家访有较强的控制力

D.护士需与家庭成员建立共同的目标

E.护士的服务活动与家庭成员的行为相互依赖

44.下列哪项**不属于**围绝经期妇女的生理变化

A.月经周期突然停止

B.潮热

C.阴道炎

D.骨质疏松

E.经血减少

45.下列属于社区人群预防冠心病的一级预防的是

A.康复护理

B.病情急变的抢救

C.建立健康生活方式

D.社区人群的监测和发病筛选

E.并发症的预防和治疗

46.患者，女，67岁。老年性痴呆6年。患者生活能力下降，自己扣纽扣、系鞋带出现困难，分不清白天、黑夜，夜晚到处乱走，不睡觉，常怀疑保姆偷她的东西。下列护理措施中正确的是

A.选择系带的鞋子，锻炼病人的生活自理能力

B.定时进食，避免与其他人一起进食

C.经常改变屋内摆设，给病人刺激

D.不要和病人争执有没有人偷她的东西

E.限制病人夜间出来活动

47.肺结核患者的典型临床表现是

A.长期午后低热

B.早期出现脓痰后消失

C.早期出现咯血

D.早期出现胸痛

E.急剧呼吸困难

48.社区护士接到急救电话，诉家人昏迷，护士到场后，急救护理措施中**不正确**的是

A.首先判断昏迷程度

B.采取头低脚高位

C.评估意识状态

D.评估生命体征

E.安排转运

49.对脊髓损伤伴尿潴留的病人，**不恰当**的护理措施是

A.嘱病人少饮水，以预防尿潴留

B.让病人听流水声，以刺激排尿

C.必要时，留置尿管间歇性放尿

D.按摩病人下腹，以刺激排尿

E.保持尿管通畅，并防止尿液反流

50.我国对临终病人的界定为预计能存活

A.1个月内

B.2~3个月

C.6个月内

D.6~12个月

E.1年内

51.可引起足下垂的损伤是

A.腓总神经损伤

B.胫神经损伤

C.坐骨神经损伤

D.股神经损伤

E.跟腱断裂

52.瘀血导致的疼痛多为

A.刺痛

B.胀痛

C.隐痛

D.重痛

E.钝痛

53.引起侵袭性肠炎的致病菌**不包括**

A.志贺菌

B.空肠弯曲菌

C.鼠伤寒沙门菌

D.侵袭性大肠杆菌

E.产毒性大肠杆菌

54.对于肝功能不全的患者，选择肠外营养液时，宜含有的物质是

A.双肽

B.精氨酸

C.谷氨酸

D.支链氨基酸

E.芳香族氨基酸

55.消化性溃疡患者宜少食多餐的意义是

A.中和胃酸

B.减少胃液分泌

C.减轻饥饿不适感

D.促进胃窦部扩张

E.增加胃的饥饿性蠕动

56.急性心肌梗死患者日常生活护理中非常重要的内容是

A.注意休息

B.调配饮食

C.预防便秘

D.间断吸氧

E.环境安静

57.患者，男，18岁。从墙上掉下，后枕部着地，有意识障碍约15分钟并有呕吐，清醒后有逆行性遗忘。最可能的诊断是

A.脑挫伤

B.脑震荡

C.脑干损伤

D.颅内血肿

E.脑水肿

58.关于阴道解剖的叙述，正确的是

A.阴道腔上窄下宽

B.前穹窿顶端为腹腔最低处

C.位于膀胱和尿道之间

D.开口于阴道前庭前半部

E.阴道后穹窿顶端为子宫直肠陷凹

59.患者，男，71岁。因情绪激动，饭后感咽部及下颌紧缩性发闷，并放射至颈部，自含硝酸甘油后逐渐缓解。应考虑为

A.脑供血不足

B.颈椎病

C.咽喉炎

D.心绞痛

E.心功能不全

60.患者，女，28岁。停经9周，尿HCG阳性，准备终止妊娠。最适宜的处理措施是

A.人工流产钳刮术

B.人工流产负压吸引术

C.药物引产

D.水囊引产

E.利凡诺引产

61.患者，女，57岁。肝硬化病史5年，近1周出现腹胀，尿量减少。查体：神志清，精神尚好，心肺（-），腹部饱满，移动性浊音阳性，双下肢水肿，该患者目前最主要的护理诊断为

A.体液过多

B.潜在并发症

C.焦虑

D.活动无耐力

E.有感染的危险

62.患儿，男，4岁。因颌下包块3天就诊。查体：体温正常，神志清，咽充血，双侧颌下包块，不活动，表面不红，轻度压痛，1周前有流行性腮腺炎接触史。最可能的诊断是

A.恶性淋巴瘤

B.颌下淋巴结炎

C.流行性腮腺炎

D.化脓性颌下腺炎

E.传染性单核细胞增多症

63.患者，女，37岁。因尿频、尿急、尿痛、发热入院。T 38.9℃。实验室检查：尿红细胞5~10个/HP，白细胞满视野。护士健康教育内容**不妥**的是

A.避免劳累、感冒

B.保持会阴部清洁

C.不穿紧身裤

D.不宜多饮水

E.少憋尿

64.患儿，男，3岁。既往有3次热性惊厥史，2小时前出现发热，在家中突然惊厥发作。发作时，家长应采取的措施是

A.保暖

B.口服退热药

C.冰袋物理降温

D.口服苯巴比妥

E.松解衣领，头偏向一侧

65.初产妇，孕37周。检查发现明显下肢静脉曲张。应采取的措施是

A.多进行长时间行走

B.多进行打球等活动

C.以仰卧位休息为主

D.避免两腿交叉或盘坐

E.经常穿紧身衣裤

66.患儿，男，6个月。眼距宽，眼裂小，鼻根低平，舌大外伸，流涎，身体矮小，关节可过度屈伸，有通贯手。其母35岁，近亲结婚，患儿系2胎1产。最可能

的诊断是

A.糖原贮积症

B.猫叫综合征

C.唐氏综合征

D.苯丙酮尿症

E.肝豆状核变性

67.患者，女，63岁。因上呼吸道感染、慢性肺源性心脏病入院。入院时存在缺氧伴二氧化碳潴留。**不恰当**的治疗措施是

A.控制钠盐的摄入

B.控制呼吸道感染

C.出现烦躁时给予镇静剂

D.持续低浓度低流量吸氧

E.高热量、高蛋白、高维生素饮食

68.蛛网膜下腔出血患者需要绝对卧床休息的时间为

A.1~2周

B.2~3周

C.4~6周

D.8~10周

E.3个月

69.某产妇，孕37周，以胎膜早破收住院，助产护士给予平卧位，抬高臀部，主要目的为

A.防止脐带脱垂

B.预防早产

C.预防感染

D.预防产后出血

E.减少羊水继续流出

70.患儿，女，4岁。低热3周，乏力，盗汗，精神萎靡，阵发性干咳，用青霉素治疗无效，今来就诊，出生时已接种卡介苗。行肺部X线检查示"哑铃状"阴影。最可能的诊断是

A.支气管肺炎

B.支原体肺炎

C.腺病毒性肺炎

D.粟粒样肺结核

E.原发型肺结核

71.患者，女，27岁。已婚，平素月经周期是29天，停经33天自测尿妊娠试验为阴性。之后每日肌注黄体酮20mg，连用5天，停药7日后仍出现阴道流血。最有可能的诊断是

A.早孕

B.月经不调

C.原发性闭经

D.垂体性闭经

E.卵巢性闭经

72.患者，女，50岁。饱餐后突感右上腹剧痛2小时，迅速蔓延全腹，呕吐2次，为胃容物。溃疡病史10年。查体：T 37.8℃，P 124次/分，R 26次/分，BP 105/70mmHg，被动体位，腹式呼吸消失，腹肌紧张，全腹明显压痛、反跳痛，移动性浊音阳性，肝浊音界缩小。腹透示膈下有少量游离气体。**错误**的处理措施是

A.禁食、胃肠减压

B.腹痛消失后进流质饮食，少量多餐

C.应用抗生素

D.做好紧急手术准备

E.输液，纠正水、电解质失衡

73.某产妇，孕1产1，足月分娩一女婴，胎盘30分钟未娩出。检查：子宫下段有一狭窄环，使胎盘嵌顿于宫腔内。正确的处理方法是

A.立即按摩子宫

B.注射宫缩剂

C.配合麻醉师，麻醉后手取胎盘

D.徒手取胎盘

E.刮匙刮取胎盘

74.患者，女，26岁。停经55天后出现少量阴道流血。妇科检查：宫口未开，阴道内有少量鲜红色血液。超声检查提示子宫符合8周孕大小，可见胎心搏动。患者曾于2年前自然流产1次。正确的诊断是

A.先兆流产

B.难免流产

C.不全流产

D.稽留流产

E.习惯性流产

75.患者，女，24岁。停经40天，血清HCG 1500IU/L，B超示左侧卵巢有一个1cm×2cm大小的肿块，入院诊断为异位妊娠。经过与主治医生沟通，决定接受非手术治疗。**不正确**的护理措施是

A.如果阴道出血量少于月经量可给予继续观察

B.可以适当活动

C.严密观察一般生命体征，对患者主诉仅作参考

D.协助正确提取血液标本，以监测治疗效果

E.饮食以清淡饮食为主，以患者的喜好为准

76.V型宫内节育器（V型环）带铜后的作用为

A.提高避孕效果

B.减少出血

C.降低脱落率

D.防止宫内节育器嵌顿

E.防止感染

77.患儿，女，2岁。体重10kg。因先天性心脏病导致心衰入院治疗。为其输液时，每小时输入的液量应小于

A. 50ml

B. 60ml

C. 70ml

D. 80ml

E. 90ml

78.某孕妇，妊娠38周。已临产，宫口开大2cm入院。在待产室活动时突然胎膜破裂，此时最佳的处理方法是
   A.应用抗生素预防感染
   B.立即卧床听胎心
   C.应用催产素加强宫缩
   D.给予灌肠剂刺激宫缩
   E.继续室内活动，以加速产程进展

79.某患者心电图主要表现为P-R间期进行性延长，直至QRS波群脱落，该患者最可能的心律失常是
   A.房性早搏
   B.一度房室传导阻滞
   C.二度Ⅰ型房室传导阻滞
   D.二度Ⅱ型房室传导阻滞
   E.三度房室传导阻滞

80.患儿，女，8岁。患急性淋巴细胞白血病1年余，已用激素和抗肿瘤药物治疗。1天前出现发热，体温高达40℃，全身皮肤可见较多皮疹，伴有瘙痒。诊断为水痘。以下护理措施**不当**的是
   A.物理降温
   B.采取保护性隔离
   C.涂炉甘石洗剂止痒
   D.立即注射水痘疫苗
   E.给予特异性高效价免疫血清

二、以下提供若干案例，每组案例有若干个考题，请根据提供的信息，在每题的A、B、C、D、E五个备选答案中选择一个最佳答案，并在答题卡上按照题号，将所选答案对应字母的方框涂黑。

（81~82题共用题干）

患者，男，37岁。腹部外伤5小时，腹痛、恶心、呕吐、腹胀。查体：腹部有压痛、反跳痛，腹肌紧张。腹腔穿刺抽出物混浊，有臭味。

81.若患者心率143次/分，血压69/43mmHg，应考虑患者出现了
   A.失血性休克
   B.创伤性休克
   C.神经源性休克
   D.心源性休克
   E.感染中毒性休克

82.**错误**的护理措施是
   A.取半卧位

B.禁食

C.遵医嘱补液

D.胃肠减压

E.合理应用抗生素

（83~84题共用题干）

患者，男，50岁。肝癌，行肝动脉栓塞化疗。术后出现腹痛、发热、恶心、呕吐。检查发现转氨酶升高，血清白蛋白降低。

83.应考虑发生了
   A.伴癌综合征
   B.肝癌结节破裂
   C.栓塞后综合征
   D.肝癌转移
   E.肝动脉破裂

84.患者术后1周，应特别注意补充的是
   A.白蛋白
   B.维生素
   C.电解质
   D.脂肪乳
   E.水分

（85~86题共用题干）

患者，男，25岁。体重60kg。双上肢、躯干部及双侧臀部被沸水烫伤，创面可见大水疱，疱壁薄，部分水疱破裂，基底潮红，疼痛剧烈，水肿明显。

85.第1个24h补液量应为
   A. 4500ml
   B. 5000ml
   C. 6500ml
   D. 8000ml
   E. 9500ml

86.估计该患者的烧伤总面积及烧伤程度为
   A. 40%Ⅰ度
   B. 39%浅Ⅱ度
   C. 50%浅Ⅱ度
   D. 40%深Ⅱ度
   E. 50%深Ⅱ度

（87~90题共用题干）

患者，男，31岁。咳嗽、咳痰、咯血6天伴低热3天，今晨突然大咯血就诊。胸部X线片示右上肺炎性病变，伴空洞形成。入院后给患者做结核菌素试验（PPD）。

87.判断结核菌素试验结果的时间应在皮试后
   A. 20~30分钟
   B. 2~4小时
   C. 12~24小时

D. 24~48小时

E. 48~72小时

88.硬结直径为23mm，结果判断为

A.弱阴性

B.阴性

C.弱阳性

D.阳性

E.强阳性

89.如临床诊断为肺结核，应采取的最主要隔离措施是

A.呼吸道隔离

B.接触隔离

C.血清隔离

D.严密隔离

E.消化道隔离

90.对其痰液最简易的灭菌方法是

A.烈日下暴晒2小时

B.70%乙醇浸泡2分钟

C.紫外线照射20分钟

D.用卫生纸包好焚烧

E.煮沸1分钟

三、以下提供若干组考题，每组考题共同使用在考题前列出的A、B、C、D、E五个备选答案。请从中选择一个与考题关系最密切的答案，并在答题卡上将相应题号的相应字母所属的方框涂黑，每个备选答案可能被选择一次、多次或不被选择。

（91~92题共用备选答案）

A.呕大量鲜红色血液

B.柏油样大便

C.大便潜血试验持续阳性

D.黏液脓血便

E.长期反复解鲜红色血便

91.食管静脉曲张破裂大出血最常见的症状是

92.十二指肠球部溃疡并活动性出血最常见的症状是

（93~94题共用备选答案）

A.阵发性疼痛

B.间歇性疼痛

C.持续性疼痛

D.转移性疼痛

E.周期性疼痛

93.急性腹膜炎的腹痛特点是

94.急性阑尾炎的腹痛特点是

（95~96题共用备选答案）

A.1岁

B.2岁

C.4岁

D.6岁

E.8岁

95.小儿头围和胸围相等的年龄是

96.小儿腹围和胸围大约相等的年龄是

（97~98题共用备选答案）

A.400~800IU/d

B.1000~2000IU/d

C.2000~4000IU/d

D.10000~20000IU/d

E.20000~30000IU/d

97.佝偻病活动期维生素D口服用量为

98.佝偻病恢复期维生素D用量范围为

（99~100题共用备选答案）

A.持续低流量给氧

B.以循序渐进的原则进行吸氧

C.高流量持续给氧

D.休息时不需给氧

E.24小时持续低流量吸氧15小时以上

99.患者，男，56岁。诊断为慢性肺源性心脏病，气短明显，活动后加重。血气分析结果示PaO_2 53mmHg，$PaCO_2$ 61mmHg。其氧疗原则是

100.患者，女，69岁。诊断为慢性阻塞性肺疾病，经治疗后病情好转予以出院。出院时，血气分析结果示PaO_2 52mmHg，$PaCO_2$ 55mmHg。护理人员在进行健康指导时，哪项符合长期家庭氧疗原则

答案与解析

1	2	3	4	5	6	7	8	9	10
D	A	A	B	D	A	C	B	C	D

11	12	13	14	15	16	17	18	19	20
E	E	B	B	C	A	E	D	D	C

21	22	23	24	25	26	27	28	29	30
B	C	A	C	A	D	D	B	D	C

31	32	33	34	35	36	37	38	39	40
D	E	C	B	C	E	E	D	D	D

41	42	43	44	45	46	47	48	49	50
A	D	C	A	C	D	A	B	A	B

51	52	53	54	55	56	57	58	59	60
A	A	E	D	A	C	B	E	D	B

61	62	63	64	65	66	67	68	69	70
A	C	D	E	D	C	C	C	A	E

71	72	73	74	75	76	77	78	79	80
A	B	C	A	B	A	A	B	C	D

81	82	83	84	85	86	87	88	89	90
E	A	C	A	C	C	E	E	A	D

91	92	93	94	95	96	97	98	99	100
A	B	C	D	A	B	C	A	A	E

1.解析：地西泮静脉注射时需严密观察患者有无呼吸抑制。

2.解析：脑血栓形成患者应争取在6小时内完成溶栓。

3.解析：格列吡嗪属于磺脲类降糖药，应于饭前半小时服用。

4.解析：术后早期活动的主要目的：有利于增加肺活量，减少肺部并发症；有利于改善全身血液循环，促进伤口愈合；有利于防止深静脉血栓形成；有利于胃肠功能和膀胱收缩功能恢复，减少腹胀和尿潴留。

5.解析：挤压伤时坏死的肌肉组织产生大量肌红蛋白，肌红蛋白进入肾脏，堵塞肾小管，损害肾功能，造成急性肾衰竭。

6.解析：随着食管癌管腔内的癌肿不断增大，食管管腔阻塞的程度不断加重，患者出现进行性吞咽困难。

7.解析：成年人呼吸心搏骤停，无论单人还是双人心肺复苏，心脏按压与人工呼吸的比例均为30：2。

8.解析：猩红热患儿出现高热应给予物理降温，但忌用乙醇擦浴，以免影响透疹。

9.解析：胆道疾病禁用吗啡，因吗啡可引起Oddi括约肌痉挛，增加胆道内压力，加重疼痛。

10.解析：肌内注射吗啡可缓解血栓闭塞性脉管炎患者由于肢体缺血引起的疼痛。

11.解析：休克患者应取中凹位，将患者头和躯干抬高20°～30°，下肢抬高15°～20°。

12.解析：当溃疡病并发幽门梗阻时应卧床休息、禁食，输液以维持水、电解质和酸碱平衡。

13.解析：结肠造口的患者术后3~5天开放结肠造瘘口，先用生理盐水棉球洗净造瘘口周围皮肤，涂上氧化锌软膏，以防止大便浸渍皮肤而出现皮炎。

14.解析：月经第一次来潮，称为初潮。初潮年龄约在11~16岁，多数为13~14岁。两次月经第1日的间隔时间，称为月经周期，一般为21~35天，提前或延后3天左右均属正常。月经持续的天数称为月经期，一般为2~8天。月经量约为30~50ml。月经血的主要特点是不凝固，偶尔亦有小凝块。

15.解析：尿酸结石者不宜食用嘌呤含量高的食物，如动物内脏。

16.解析：尿道损伤愈后最易发生尿道狭窄，因此术后应定期进行尿道扩张。

17.解析：破伤风患者频发全身肌肉抽搐，呼吸困难，发绀，此时应遵医嘱给予镇静剂控制抽搐，缓解呼吸困难。

18.解析：肺炎患儿由于低氧血症和病原体释放毒素导致中毒性肠麻痹，患儿出现严重腹胀、肠鸣音消失。

19.解析：外阴假丝酵母菌病患者应选择2%~4%碳酸氢钠溶液进行冲洗。

20.解析：母乳中钙、磷比例适宜，为2∶1。

21.解析：消化性溃疡最主要的临床表现是节律性上腹痛，胃溃疡疼痛的特点是进食－疼痛－缓解，十二指肠溃疡疼痛的特点是疼痛－进食－缓解。

22.解析：血管扩张剂治疗心力衰竭，最常见的不良反应是低血压。

23.解析：前列腺增生的早期症状是尿频，典型症状是进行性排尿困难。

24.解析：肿瘤放射治疗的患者口腔出现假膜时，应选择双氧水漱口。

25.解析：腰椎间盘突出症的主要症状是腰痛。腰椎间盘突出时，纤维环外层及后纵韧带受到刺激引起腰痛；若突出的组织压迫或刺激坐骨神经，可引起坐骨神经痛。

26.解析：对绝大多数患者来说，解决消化性溃疡复发的关键是清除幽门螺杆菌。

27.解析：急性阴道炎、急性宫颈炎、急性或亚急性附件炎是诊断性刮宫的禁忌证。

28.解析：硝普钠见光易分解，应现用现配。

29.解析：股骨干斜形骨折可于牵引中自行复位。

30.解析：新生儿出生时心率为120~140次/分，2~3岁儿童的正常心率是100~120次/分。

31.解析：反映小儿骨骼发育最主要的指标是身长。反映营养情况的重要指标是体重。反映脑和颅骨发育的指标是头围。

32.解析：新生儿出生后3足月就应开始接种百日咳、白喉、破伤风混合疫苗，初次免疫时需注射3次，每月1次，即3个月、4个月和5个月各注射1次，共3次。

33.解析：母乳喂养的婴儿不易患肠道感染的原因是母乳中含有SIgA等免疫成分，对预防肠道和全身感染有一定的作用。

34.解析：链霉素具有耳毒性和肾毒性，故使用该药时需要监测听力。

35.解析：病理性黄疸的特点：①黄疸出现过早（出生后24小时内黄疸程度重）：血清胆红素迅速增高，血清胆红素足月儿>221μmol/L（12.9mg/dl），早产儿>257μmol/L（15mg/dl）；②黄疸进展快：每日上升>85.5μmol/L（5mg/dl）；③黄疸持续时间过长或黄疸退而复现：足月儿>2周，早产儿>4周；④血清结合胆红素>34.2μmol/L（2mg/dl）。

36.解析：维生素D缺乏性手足搐搦症主要是由于维生素D缺乏，血钙降低导致神经、肌肉兴奋性增高，出现惊厥、喉痉挛或手足抽搐等症状。多见于4个月~3岁的婴幼儿。

37.解析：患儿因腹泻而丢失大量水分，精神萎靡，眼泪少，尿少，皮肤弹性差，呼吸快，唇红，表明患儿已出现脱水及酸中毒的表现，须尽快补液以纠正脱水。

38.解析：减少氧耗有利于心脏功能的恢复，病毒性心肌炎患儿在恢复期限制其活动量的时间应不少于6个月。

39.解析：麻疹高热时须兼顾透疹，不宜强行降温，尤其应禁用冷敷、酒精浴，以免皮肤血管收缩，引起末梢血管循环障碍，使皮疹不易透发或中途收没。如体温升至40℃以上，可用小量退热药使体温稍降，以免发生惊厥。

40.解析：急性肾衰竭无尿期的护理：①限制入量，每日输液量＝显性失水＋不显性失水－内生水。②饮食和营养：少尿期早期禁食蛋白质，3天后组织分解代谢减慢，可食少量蛋白质。给病人食用低蛋白、高糖、高维生素饮食。严格控制含钾食物的摄入。③纠正电解质紊乱和酸中毒。④预防感染。⑤透析疗法。

41.解析：社区一般具有以下特点：①地域性：地域是社区存在和发展的前提，是构成社区的重要条件。②人口要素：人口是社区的主体。③同质性。④生活服务设施。⑤管理机构和制度。

42.解析：收集资料进行社区护理评估的目的是确定社区存在的护理问题。

43.解析：在家庭访视过程中，家庭有较强的控制力，而护士的控制力相对较小。家庭成员可能拒绝合作、更改时间、决定是否同意护士进入家中。

44.解析：围绝经期妇女生理上的变化主要有：月经周期及量不规律（不是突然绝经）、阴道易发生细菌感染、激素变化易引起骨质疏松。

45.解析：社区人群预防冠心病的一级预防主要是针对有危险因素存在，但未发生疾病的社区人群进行，措施有控制原发疾病，预防高血压；改善饮食结构，建立健康生活方式；改变不良生活习惯。二级预防重点是社区人群的监测和发病筛选，做到早期发现、早期治疗。三级预防主要是针对患病者采取一系列治疗或保健措施。

46.解析：当病人出现异常行为如责备他人偷东西时，不要过分看重病人的指责，也不要和他们争执。

47.解析：发热为肺结核最常见的症状，多为长期午后低热。部分患者有乏力、盗汗、食欲减退和体重减轻，女性可有月经失调等。

48.解析：昏迷患者应去枕平卧，在确认患者没有颈椎损伤的情况下将头偏向一侧以避免舌后坠造成气道梗阻，避免误吸。

49.解析：应多饮水预防感染。少饮水不能从根本上预防尿潴留，还会影响机体新陈代谢。

50.解析：目前，世界上不同的国家对临终病人的时限尚无统一的标准。日本将预计只能存活2~6个月者称为临终病人；美国将预计只能存活6个月以内者称为临终病人；而英国将预计能存活1年以内者称为临终病人；我国则将预计能存活2~3个月者视为临终病人。

51.解析：腓总神经损伤常因外伤引起，主要表现：足下垂，走路呈跨阈步态；踝关节不能背伸及外翻，足趾不能背伸；小腿外侧及足背皮肤感觉减退或缺失；胫前及小腿外侧肌肉萎缩。

52.解析：瘀血引起的疼痛以刺痛为主。

53.解析：引起侵袭性肠炎的致病菌包括侵袭性大肠埃希菌（大肠杆菌）、空肠弯曲菌、耶尔森菌、沙门菌、志贺菌，不包括产毒性大肠埃希菌。

54.解析：对于肝功能不全的患者，应选择含有支链氨基酸的肠外营养液。

55.解析：消化性溃疡患者少食多餐可中和胃酸，减少胃的饥饿性蠕动，同时可避免过饱引起胃窦部扩张而增加促胃液素的分泌。

56.解析：急性心肌梗死患者因需要绝对卧床，容易发生便秘。因此日常护理中应重点预防便秘。

57.解析：患者脑外伤后出现短暂性意识障碍及逆行性遗忘，符合脑震荡的典型表现。

58.解析：阴道环绕子宫颈周围的组织称为阴道穹窿，分为前、后、左、右四部。后穹窿较深，其顶端与子宫直肠陷凹毗邻，是腹腔的最低部分，当该陷凹积液时，可经阴道后穹窿进行穿刺或引流，是诊断异位妊娠或实施手术的途径。阴道上端比下端宽，后壁长10~12cm，前壁长7~9cm。

59.解析：患者情绪激动后出现咽部及下颌部紧缩性发闷，并放射至颈部，自含硝酸甘油后逐渐缓解，考虑为心绞痛。

60.解析：人工流产负压吸引术适用于6~10周的孕妇，该患者妊娠9周，因此应选择负压吸引术。

61.解析：肝硬化患者出现腹部饱满，移动性浊音阳性，双下肢水肿，因此该患者首要的护理问题是体液过多。

62.解析：患儿1周前有流行性腮腺炎接触史，现出现双侧颌下包块，不活动，表面不红，轻度压痛，考虑为流行性腮腺炎。

63.解析：该患者考虑为尿路感染，针对尿路感染的患者，护士应指导患者多饮水。

64.解析：高热患儿突发惊厥，家长应立即松解患儿衣领，协助患儿头偏向一侧，保持呼吸道通畅。

65.解析：孕妇妊娠期间出现下肢静脉曲张，应避免两腿交叉或盘坐，以促进下肢静脉血液回流。

66.解析：患儿母亲近亲结婚，患儿出生后眼眶宽、眼裂小、鼻根低平、舌大外伸、流涎、身体矮小、关节可过度屈伸、有通贯手，考虑为唐氏综合征。

67.解析：肺源性心脏病患者不宜使用镇静剂，以免抑制呼吸。

68.解析：蛛网膜下腔出血患者内科治疗时需要绝对卧床休息4~6周。

69.解析：胎膜早破的产妇应协助其卧床休息，抬高臀部，以减少羊水的流出，避免脐带脱垂。

70.解析：患者出现低热、乏力、盗汗、精神萎靡、阵发性干咳，用青霉素治疗无效，肺部X线检查示"哑铃状"阴影，考虑为原发性肺结核。

71.解析：对疑为早孕的妇女，肌内注射黄体酮20mg/d，连用3~5日，如停药后7日仍未出现阴道流血，则早孕可能性大。

72.解析：急腹症的患者在没有完全明确诊断前，即使腹痛消失也需要暂时禁食。

73.解析：胎盘嵌顿时，护士要配合麻醉师，使用麻醉，待狭窄环松懈后用手取出胎盘。

74.解析：该患者宫口未开，子宫大小与孕周大小相符，符合先兆流产的特点。

75.解析：异位妊娠患者非手术治疗期间应卧床休息，避免腹内压增高，异位妊娠破裂出血时部分血液流向腹腔，部分经阴道流出，故病人主诉的阴道流血量并不能反映实际出血量。

76.解析：含铜的V型宫内节育器属于活性宫内节育器，可提高避孕效果，并减轻毒副反应。

77.解析：一般儿童输液量为每小时50~80ml/kg，先天性心脏病心功能不全者，每小时输入的液量应小于50ml。

78.解析：孕妇在待产室活动时突然胎膜破裂，护士应协助患者立即左侧卧位卧床休息，抬高臀部，听胎心音，评估胎儿有无缺氧征象。

79.解析：二度Ⅰ型房室传导阻滞心电图特点：①P-R间期进行性延长，直至QRS波群脱落；②相邻的R-R间期进行性缩短，直至P波后QRS波群脱落；③包含QRS波群脱落的R-R间期比两倍正常窦性P-P间期短；④最常见的房室传导比例为3∶2或5∶4。

80.解析：患儿已确诊为水痘，不适宜再注射水痘疫苗，而应注射高效价免疫球蛋白。

81.解析：患者腹部外伤后腹腔穿刺抽出物混浊，有臭味，考虑为感染性休克。

82.解析：该患者已发生休克，护士应协助患者取中凹位。

83.解析：肝动脉栓塞术后由于肝动脉供血量突然减少，可产生栓塞后综合征，即出现腹痛、发热、恶心、呕吐及转氨酶升高、血清白蛋白降低等。

84.解析：肝动脉栓塞术后1周常因肝缺血影响肝糖原的储存和蛋白质的合成，应根据医嘱补充白蛋白。

85.解析：第1个24小时补液量（ml）应为：面积×体重×1.5+2000，即50×60×1.5+2000=6500（ml）。

86.解析：该患者双下肢、躯干部及双侧臀部被沸水烫伤，烧伤面积分别为18%、27%、5%，共计50%；烧伤创面有水疱，疼痛剧烈，考虑为浅Ⅱ度。

87.解析：做结核菌素试验（PPD）时，应在试验后48~72小时判断结果。

88.解析：硬结直径为23mm，大于20mm，即为强阳性。

89.解析：肺结核主要通过呼吸道传播，因此应采取的最主要隔离措施是呼吸道隔离。

90.解析：对肺结核患者痰液最简易的灭菌方法是焚烧。

91.解析：食管静脉曲张破裂大出血时患者呕出大量鲜红色血液。

92.解析：十二指肠球部溃疡并活动性出血的症状是柏油样大便。

93.解析：急性腹膜炎的疼痛特点是持续性腹部剧痛。

94.解析：急性阑尾炎患者的典型症状是转移性右下腹疼痛。

95.解析：1岁时小儿头围和胸围相等，约46cm。

96.解析：2岁时小儿腹围和胸围大约相等。

97.解析：佝偻病活动期维生素D口服用量为2000~4000IU/d。

98.解析：佝偻病恢复期维生素D口服用量为400~800IU/d。

99.解析：慢性肺源性心脏病患者应持续低流量低浓度给氧。

100.解析：慢性阻塞性肺疾病患者出院后应进行长期家庭氧疗，24小时持续低流量吸氧15小时以上。

2024

护理学（中级）

单科 一次过

全真模拟试卷与解析
——专业实践能力

全真模拟试卷（二）

全国卫生专业技术资格考试研究专家组　编写

中国健康传媒集团

中国医药科技出版社

内 容 提 要

本书根据最新考试大纲要求，通过分析历年考试真题，并在研究命题规律的基础上精心编写而成。供考生进行模拟自测，梳理对知识点的掌握程度，顺利通关考试。本套试卷分为试题和答案及解析两大部分，以便学生自测后核对答案。试卷中题型、题量及题目难易程度与考试真题保持高度一致，考生根据自己未通过的科目选择相应的试卷即可。

图书在版编目（CIP）数据

护理学（中级）单科一次过全真模拟试卷与解析. 专业实践能力 / 全国卫生专业技术资格考试研究专家组编写. —北京：中国医药科技出版社，2023.8

（护考应急包：中级）

ISBN 978-7-5214-3875-8

Ⅰ.①护… Ⅱ.①全… Ⅲ.①护理学—资格考试—题解 Ⅳ.①R47-44

中国国家版本馆CIP数据核字（2023）第074546号

美术编辑　陈君杞

版式设计　南博文化

出版　**中国健康传媒集团**｜中国医药科技出版社

地址　北京市海淀区文慧园北路甲22号

邮编　100082

电话　发行：010-62227427　邮购：010-62236938

网址　www.cmstp.com

规格　889×1194mm $^1/_{16}$

印张　6

字数　215千字

版次　2023年8月第1版

印次　2023年8月第1次印刷

印刷　北京紫瑞利印刷有限公司

经销　全国各地新华书店

书号　ISBN 978-7-5214-3875-8

定价　**25.00 元**

获取新书信息、投稿、为图书纠错，请扫码联系我们。

试题部分

一、以下每一道考题下面有A、B、C、D、E五个备选答案。请从中选择一个最佳答案，并在答题卡上将相应题号的相应字母所属的方框涂黑。

1.患儿，男，12岁。患腮腺炎后较严重的并发症是
　A.颈淋巴结炎
　B.舌下腺炎
　C.脑膜炎
　D.睾丸炎
　E.咽炎

2.直肠癌行结肠造口术病人，出院后预防便秘的措施是
　A.吃豆类食品
　B.喝牛奶
　C.服泻药
　D.多食粗纤维水果、蔬菜
　E.增加结肠灌洗次数

3.卡介苗初种次数是
　A.生后2~3天注射1次
　B.每周1次，注射2次
　C.每周1次，注射3次
　D.每月1次，注射2次
　E.每月1次，注射3次

4.甲亢病人在甲状腺大部切除术后出现呼吸困难的常见原因是
　A.一侧喉返神经损伤
　B.双侧喉上神经内支损伤
　C.伤口内出血或喉头水肿
　D.双侧喉上神经外支损伤
　E.甲状腺危象

5.十二指肠球部溃疡最重要的治疗是
　A.少食多餐
　B.卧床休息
　C.使用保护胃黏膜药
　D.及早行胃大部切除术
　E.抑制胃酸分泌并清除幽门螺杆菌

6.心绞痛发作时疼痛一般持续
　A.3~5分钟
　B.15~20分钟
　C.25~30分钟
　D.35~40分钟

E.20~25分钟

7.关于急性肾衰竭无尿期的护理，正确的是
　A.尿量增加时快速补液
　B.多进食优质蛋白
　C.多吃橘子补充钾离子
　D.严格限制静脉补液量
　E.输入库存血纠正贫血

8.慢性阻塞性肺疾病呼吸功能锻炼正确的方法是
　A.缩唇呼吸
　B.潮式呼吸
　C.间停呼吸
　D.端坐呼吸
　E.叹气呼吸

9.术后早期活动的主要目的是防止
　A.心力衰竭
　B.肺部并发症
　C.切口裂开
　D.压疮发生
　E.伤口感染

10.引起成人缺铁性贫血的主要原因是
　A.铁摄入不足
　B.铁需要量增加
　C.铁吸收不良
　D.慢性失血
　E.骨髓对铁的利用功能降低

11.CO中毒患者首选的给氧方式是
　A.间断吸氧
　B.高压氧舱
　C.小剂量吸氧
　D.高浓度吸氧
　E.持续低流量吸氧

12.有关癫痫发作时的护理措施，**不正确**的是
　A.专人守护，观察记录全过程
　B.立即解开患者衣领、衣扣和腰带
　C.使用约束带捆扎患者肢体，以防坠落
　D.使患者头偏向一侧，及时呼出呼吸道分泌物
　E.禁止口腔测温，应测腋下或肛温

13.关于母乳喂养的护理，**错误**的是
　A.生后2小时开奶

1

B.按需哺乳，母婴同室

C.两侧乳房先后交替哺乳

D.喂奶完毕，轻拍婴儿背部

E.喂奶后婴儿以右侧卧位为佳

14.预防全麻术后肺不张的措施中，**错误**的是

A.术前禁烟2~3周

B.术后有效镇痛

C.术后给予镇咳药

D.术前呼吸功能锻炼

E.雾化吸入

15.适宜拔罐的部位是

A.大血管处

B.腰背部

C.皮肤有溃疡处

D.肿瘤局部

E.关节处

16.乳腺癌术后病人出院指导中最重要的是

A.加强营养

B.5年内避免妊娠

C.经常自查

D.参加锻炼

E.继续功能锻炼

17.患儿，男，6个月。冬季出生，人工喂养，平时睡眠不安、多汗。今日晒太阳后突然出现全身抽搐5~6次，每次1分钟左右，抽搐停止后精神、食欲正常，体温37.8℃。应首先考虑的疾病是

A.癫痫

B.低血糖

C.高热惊厥

D.婴儿抽动症

E.维生素D缺乏性手足搐搦症

18.预防乙型肝炎最有效的措施为

A.隔离患者

B.加强医疗器械消毒和血液管理

C.注射乙肝疫苗

D.搞好粪便管理及水源保护

E.消灭蚊、蝇

19.麻疹具有早期诊断价值的临床表现是

A.中度发热

B.结膜充血

C.柯氏斑

D.上呼吸道感染

E.充血性斑丘疹

20.因不孕症进行诊刮应选择月经来潮前或来潮12小时内，

其目的是

A.防止术后感染

B.减少术后出血

C.判断有无排卵

D.防止子宫穿孔

E.减轻腹部疼痛

21.产后出血的护理措施**不包括**

A.宫缩乏力性出血者，立即按摩子宫

B.失血过多，遵医嘱补充血容量

C.胎盘部分残留，需徒手剥离取出

D.产后出血高危者，做好输血、输液准备

E.软产道损伤造成的出血，及时做好缝合准备

22.关于T管引流术的护理措施，错误的是

A.妥善固定，保持通畅

B.T管阻塞时可用无菌盐水冲洗

C.观察24小时胆汁引流量

D.拔管前试行夹管1~2天

E.颜色变浅、量减少可直接拔管

23.骨科病人术前护理的重点是

A.灌肠

B.禁食、水

C.皮肤准备

D.心理准备

E.功能锻炼

24.输尿管切口取石术前拍摄腹部平片进行结石定位的时间是

A.术前1小时

B.术前2小时

C.术前3小时

D.术前1天

E.术前2天

25.治疗下肢急性蜂窝织炎应首选

A.红霉素

B.四环素

C.青霉素

D.甲硝唑

E.庆大霉素

26.测量第5腰椎棘突下至耻骨联合上缘中点的距离是

A.对角径

B.髂棘间径

C.髂嵴间径

D.骶耻外径

E.出口横径

27.肝硬化伴腹水患者每日进水量应限制在

A.2000ml

B. 1500ml

C. 1000ml

D. 500ml

E. 300ml

28. 在人体缺钾时，洋地黄类药物的毒性反应易引起患者心搏骤停，其最多见的类型是

A. 心房纤颤

B. 心房扑动

C. 心室颤动

D. 心室静止

E. 心电机械分离

29. 通常情况下，胸腔闭式引流瓶内水柱波动的范围是

A. <1cm

B. 2~3cm

C. 4~6cm

D. 7~8cm

E. >8cm

30. 肺炎患者减轻胸痛的最常用体位是

A. 坐位

B. 仰卧位

C. 俯卧位

D. 患侧卧位

E. 健侧卧位

31. 肺炎患儿发生严重腹胀、肠鸣音消失是因为

A. 低钾血症

B. 低钠血症

C. 坏死性小肠炎

D. 消化功能紊乱

E. 中毒性肠麻痹

32. 心功能Ⅲ级的患儿，其休息活动计划为

A. 活动如正常儿童

B. 增加休息时间，在室内做轻微活动

C. 限制活动，增加卧床时间

D. 应绝对卧床休息

E. 绝对卧床休息并吸氧

33. 异位妊娠破裂多见于

A. 宫颈妊娠

B. 输卵管峡部妊娠

C. 输卵管壶腹部妊娠

D. 输卵管伞端妊娠

E. 输卵管间质部妊娠

34. 诊断早期肺源性心脏病的依据是

A. 颈静脉充盈

B. 慢性肺病史

C. 肺动脉高压

D. 肺气肿体征

E. 肺部湿啰音

35. 脑血栓形成病人的最佳氧疗措施是

A. 低流量给氧

B. 中流量给氧

C. 高流量给氧

D. 100%纯氧给氧

E. 高压氧舱给氧

36. 静脉注射去甲柔红霉素时药液外渗，处理措施不正确的是

A. 尽量回抽局部渗液

B. 局部用利多卡因封闭

C. 25%硫酸镁湿敷

D. 局部热敷

E. 抬高患肢

37. 不属于21-三体综合征患儿护理措施的是

A. 限制活动

B. 加强生活照顾

C. 培养自理能力

D. 保持皮肤清洁干燥

E. 定期随访，遗传咨询

38. 闭合性骨折固定后最常见的并发症是

A. 血管损伤

B. 神经损伤

C. 关节僵硬

D. 骨化性肌炎

E. 缺血性肌挛缩

39. 艾滋病患者服用齐多夫定时，应定期检查

A. 肝功能

B. 肾功能

C. 血脂

D. 血常规

E. 血压

40. 关于水痘的临床特点，正确的是

A. 潜伏期较短，仅1~2天

B. 前驱期较长，平均14天

C. 皮疹常在热退后出现

D. 水痘一般愈后留有瘢痕

E. 为自限性疾病

41. 小儿结核性脑膜炎早期主要表现是

A. 颅神经损害

B. 头痛、呕吐

C. 性情改变

D.脑膜刺激征

E.抽搐、昏迷

42.对社会人群危害最大、后果严重的肺结核类型是

A.原发性肺结核

B.急性粟粒型肺结核

C.亚急性及慢性血行播散型肺结核

D.浸润型肺结核

E.慢性纤维空洞型肺结核

43.安装人工心脏起搏器的病人沙袋压迫伤口的时间是

A.2~4小时

B.4~6小时

C.6~12小时

D.12~24小时

E.24~72小时

44.胺碘酮治疗心律失常导致的最严重的不良反应是

A.转氨酶升高

B.肺纤维化

C.负性肌力作用

D.恶心、呕吐

E.角膜色素沉着

45.与甲型病毒性肝炎病人接触后，被动免疫的时间最长<u>不应</u>超过接触后

A.6天

B.8天

C.10天

D.12天

E.14天

46.人工授精是指

A.将洗涤后的精子和卵子注入阴道

B.将洗涤后的精子注入阴道

C.将精液直接注入阴道

D.将早期胚泡移入阴道

E.将早期胚泡移入宫腔

47.腹部手术4天后，病人体温再次升高，伤口疼痛，首先要考虑

A.肺部感染

B.腹腔脓肿

C.盆腔脓肿

D.切口感染

E.肠粘连

48.女婴，胎龄36周。体重2000g。生后5天出现反应差，哭声低，皮肤发凉。查体：T 35℃，P 120次/分，第一心音低钝，小腿皮肤暗红，按之如硬橡皮状。最可能的诊断是

A.新生儿败血症

B.新生儿硬肿症

C.新生儿破伤风

D.新生儿窒息

E.新生儿颅内出血

49.患者，女，58岁。确诊为2型糖尿病，因口服降糖药疗效不佳而给予胰岛素治疗。早餐前注射胰岛素后进行户外运动，40分钟后突发头晕、心悸、大汗，随后跌倒、昏迷。该患者发生上述情况最可能的原因是

A.酮症酸中毒

B.高渗性非酮症昏迷

C.低血糖

D.癫痫发作

E.胰岛素过敏性休克

50.某产妇，妊娠39周分娩，宫口开大4cm时在活动过程中突然破膜。应立即采取的措施是

A.听胎音

B.行肛门检查

C.观察羊水性状

D.卧床

E.记录破膜时间

51.患者，女，48岁。诊断为多发性子宫肌瘤，合并重度贫血。最佳治疗方法为

A.雄激素治疗

B.子宫次全切

C.子宫全切

D.子宫及双附件切除

E.子宫全切及盆腔淋巴结清扫

52.孕妇，28岁，G1P0。常规产前检查时，护士教其监护胎动，并告知胎动正常值。其正确的胎动次数为

A.每小时1~2次

B.每小时3~5次

C.每小时10次

D.每12小时3~5次

E.每12小时少于10次

53.患者，女，30岁。十二指肠球部溃疡病史5年。突感上腹部剧痛2小时，继之满腹疼痛、大汗淋漓、出冷汗、四肢冰冷。查体：BP 10/6kPa（74/45mmHg），P 120次/分，全腹压痛及反跳痛，临床疑有溃疡穿孔可能。此时护士应首先采取的措施为

A.开放静脉补充血容量

B.抗生素静滴

C.制酸药静滴

D.继续保守治疗

E.尽快手术治疗

54.患者，女，78岁。因急性心肌梗死收入院，心电监护中发现患者出现心室颤动。值班护士应即刻采取的首要措施是
   A.心内注射利多卡因
   B.静注肾上腺素
   C.气管插管
   D.非同步电除颤
   E.静注阿托品

55.患者，男，33岁。因饮酒后出现恶心、呕吐，伴腹部持续性绞痛6小时就诊。疑为急性胰腺炎。经治疗后腹痛、呕吐消失，恢复进食时，护士应指导患者进食
   A.无渣半流质饮食
   B.低脂低蛋白流质饮食
   C.高脂高蛋白流质饮食
   D.高脂低蛋白流质饮食
   E.低脂高蛋白流质饮食

56.9个月健康婴儿的体重应为
   A.6.25kg
   B.7.25kg
   C.8.25kg
   D.9.0kg
   E.10.25kg

57.足月正常女婴，生后第3天皮肤出现轻度黄染，一般情况良好，吸奶好，血清胆红素170 μmol/L（10mg/dl），该女婴可能是
   A.生理性黄疸
   B.新生儿溶血症
   C.先天性胆道闭锁
   D.新生儿肝炎
   E.新生儿败血症

58.未孕妇女，32岁。妇科检查阴道正常。关于其解剖的叙述，正确的是
   A.阴道腔上窄下宽
   B.前穹窿顶端为腹腔最低处
   C.位于膀胱和尿道之间
   D.开口于阴道前庭前半部
   E.阴道后穹窿顶端为子宫直肠陷凹

59.患者，男，42岁。双手掌关节、腕关节、膝关节对称性肿痛半年，加重伴晨僵1个月。手指及腕关节的X线片示骨质疏松，诊断为类风湿关节炎。急性期护理措施**错误**的是
   A.卧床休息
   B.可短时间制动
   C.保持关节处于功能位
   D.加强关节活动，进行功能锻炼

E.可以用温水浴或热水浸泡僵硬的关节

60.患者，女，32岁。行负压吸宫术时出现面色苍白、大汗淋漓，P 50次/分，测血压80/50mmHg。最可能的并发症是
   A.子宫穿孔内出血
   B.人工流产综合征
   C.空气栓塞
   D.羊水栓塞
   E.痛性休克

61.患者，男，67岁。诊断为短暂性脑缺血发作，有糖尿病、高血压病史。护士对其进行健康宣教，**错误**的是
   A.头部转动时不能太快、太猛
   B.进食低脂、高钠、高蛋白饮食
   C.多吃水果、蔬菜
   D.即使没有症状，也不能独自开车
   E.积极控制糖尿病、高血压

62.初孕妇，孕37周。检查发现明显下肢静脉曲张，应采取的措施是
   A.多进行长时间行走
   B.多进行打球等活动
   C.以仰卧位休息为主
   D.避免两腿交叉或盘坐
   E.经常穿紧身衣裤

63.患者，男，58岁。有高血压病史。夜间突然惊醒，被迫坐起，烦躁不安，咳嗽，气急，咯粉红色泡沫样痰。采取以下措施**不妥**的是
   A.静注吗啡3mg
   B.酒精湿滑面罩加压给氧
   C.置双腿抬高半坐位
   D.硝酸甘油片0.3mg含服
   E.静脉注射呋塞米20mg

64.28岁女性，两次月经分别为2016年8月16~22日，2016年9月13~16日，其月经周期为
   A.25天
   B.26天
   C.27天
   D.28天
   E.29天

65.患者，男，46岁。饱餐后出现上腹痛、腹胀，腹痛向腰背部放射，弯腰可减轻腹痛。查体：腹部膨隆，脐周皮肤出现青紫，上腹压痛、反跳痛，腹肌紧张，肠鸣音消失。血压120/80mmHg，脉搏88次/分，呼吸18次/分，经检查诊断为急性胰腺炎。**不宜**应用的药物是
   A.奥曲肽
   B.抗生素

C.H₂受体拮抗剂

D.质子泵抑制剂

E.抗胆碱能药物

66.患者，男，52岁。肝硬化致门静脉高压症，现拟行门体分流手术。**不正确**的术前护理措施是

A.予高热量、高蛋白、丰富维生素饮食

B.术前卧床休息

C.术前3日口服肠道杀菌剂

D.术前1晚清洁灌肠

E.术日晨常规放置胃管

67.患者，女，42岁。反复尿频、尿急、尿痛8年，清洁中段尿培养菌落数 > 100000个/毫升，经系统抗炎治疗效果不明显。最有价值的诊治措施是

A.久病体弱应大力给予支持治疗，以提高抗病能力

B.可能与休息不充分有关，应卧床休息

C.中西结合治疗以增强疗效

D.寻找并去除导致发病的易感因素

E.可能合并肾结核，应同时进行试验性抗结核治疗

68.患者，女，40岁。因呕吐、腹泻严重脱水，累计丧失量5000ml。其第1日的补液量为

A.2000~2500ml

B.2500~3000ml

C.3000~3500ml

D.3500~4000ml

E.4500~5000ml

69.患者，女，56岁。颅前窝骨折伴耳漏，患者出现头痛，呕吐，厌食，反应迟钝，脉搏细弱，血压偏低，可能出现了

A.颅内感染

B.颅内压增高

C.颅内出血

D.颅内低压综合征

E.脑疝

70.患者，男，28岁。因车祸致右侧胸部损伤3小时。查血压100/70mmHg，呼吸困难，发绀，右胸明显压痛，可扪及骨擦音，右肺呼吸音低，叩诊鼓音。最重要的处理是

A.胸腔闭式引流

B.气管插管辅助呼吸

C.输液输血

D.胸部包扎固定

E.及早剖胸探查

71.患者，男，28岁。因误服有机磷农药入院。查体：昏迷，瞳孔缩小，面肌颤动，呼吸有大蒜味。**不合理**的护理措施是

A.用肥皂水或2%~5%碳酸氢钠溶液进行洗胃

B.遵医嘱给予阿托品

C.垫高肩部

D.持续吸氧

E.清洗皮肤、口腔等

72.患者，女，36岁。因十二指肠溃疡穿孔行胃大部切除术，术后第5天起体温升高，呈弛张热，下腹坠胀，里急后重，有黏液样稀便。**错误**的护理措施是

A.温水坐浴

B.温盐水保留灌肠

C.保持胃肠减压通畅

D.做好术前准备

E.避免腹部按压

73.新生儿，女，出生7天。生后第4天发现面部皮肤黄染。今起患儿出现嗜睡、拒奶、反应差。查体：T 36.5℃，面部及躯干皮肤黄染，前囟隆起，肌张力低下。血清胆红素292 μmol/L。患儿可能发生了

A.脑疝

B.肝炎综合征

C.胆红素脑病

D.中毒性脑病

E.化脓性脑膜炎

二、以下提供若干个案例，每个案例有若干个考题。请根据提供的信息，在每题的A、B、C、D、E五个备选答案中选择一个最佳答案，并在答题卡上按照题号，将所选答案对应字母的方框涂黑。

（74~75题共用题干）

患者，女，38岁。阵发性腹痛3天伴恶心、呕吐，12小时未排便、排气，4年前因节段性肠炎行末端回肠切除术，曾有切口感染，术后1年开始多次腹痛发作，情况与本次相似。检查皮肤弹性差，腹稍胀，可见肠型及蠕动波，肠鸣音活跃，偶闻气过水声。

74.最可能的诊断是

A.急性胃肠炎

B.急性完全性肠梗阻

C.粘连性肠梗阻

D.节段性肠炎

E.节段性肠炎癌变

75.目前需进行的处理是

A.给予大剂量广谱抗生素及肠道菌抑制剂

B.开腹探查，病变肠段切除术

C.开腹探查解除肠梗阻

D.禁食、输液、胃肠减压

E.饮食调节，内科治疗

（76~77题共用题干）

患儿，女，6岁。因反复出现鼻衄、四肢皮下淤点来诊。查体：体温正常，面色苍白，口腔黏膜溃疡，肝、脾、淋巴结未触及肿大。血常规：RBC 2.80×10^{12}/L，WBC 2.5×10^9/L，PLT 30×10^9/L，网织红细胞0.02%。

76.可能的诊断是
A.再生障碍性贫血
B.缺铁性贫血
C.营养性巨幼红细胞性贫血
D.生理性贫血
E.白血病

77.**不正确**的治疗措施是
A.防治感染、止血及输血
B.应用雄激素
C.应用免疫抑制剂
D.骨髓移植
E.脾切除

（78~80题共用题干）

患者，男，38岁。黑色软便2天，上腹隐痛伴反酸就诊。查体：心率86次/分，血压正常，腹部轻压痛，无反跳痛。经胃镜检查，诊断为十二指肠球部溃疡出血。

78.治疗出血最为合适的方法是
A.控制饮食
B.止血药
C.抗酸药
D.补充营养
E.减轻工作

79.治疗过程中，患者突然呕血约1500ml，解柏油样大便。查体：BP 10/6.9kPa（75/50mmHg），心率120次/分。此时主要的治疗措施是
A.补充电解质
B.补充血容量
C.应用止血药物
D.继续服用抗酸剂
E.保护胃黏膜

80.经积极治疗后失血性休克被纠正，该患者幽门螺杆菌阳性，进一步治疗措施是
A.应用消化酶
B.抑制胃酸分泌
C.促进胃肠蠕动
D.继续补液对症治疗
E.以质子泵抑制剂为基础的三联疗法

（81~83题共用题干）

患儿，男，5岁。全身重度凹陷性水肿2周，水肿随体位变化，以颜面、下肢及阴囊最为明显。近2天来24小时尿量在100ml左右，水肿加重，两眼不能睁开，呼吸困难，喜平卧位。查体：两肺中下叶呼吸音减弱，叩诊呈浊音，语颤消失，腹水征（+）。尿蛋白（++++）。

81.该患儿现在最严重的情况是
A.肾病综合征并发肺炎
B.肾病综合征有胸水、腹水
C.肾病综合征并发心力衰竭
D.肾病综合征并发腹膜炎
E.单纯性肾病综合征

82.在饮食护理中，蛋白质摄入量应控制在
A.1g/kg
B.2g/kg
C.3g/kg
D.4g/kg
E.5g/kg

83.目前首先要考虑的护理问题是
A.焦虑
B.营养失调
C.活动无耐力
D.体液过多
E.有皮肤完整性受损的危险

（84~86题共用题干）

患儿，男，7个月。腹泻2天，每天10余次黄色稀水便。体重6kg。精神萎靡，皮肤弹性极差，前囟及眼窝明显凹陷，肢冷，血压偏低，口渴不明显，尿量极少。血清钠125mmol/L。

84.患儿脱水的性质和程度为
A.中度等渗脱水
B.中度低渗脱水
C.重度等渗脱水
D.重度低渗脱水
E.重度高渗脱水

85.该患儿第1天补液首选的液体种类及量应是
A.2/3张含钠液120~150ml/kg
B.2：1等张含钠液20ml/kg
C.2：1等张含钠液180 ml/kg
D.2/3张含钠液20ml/kg
E.1/2张含钠液120~150ml/kg

86.**错误**的护理措施是
A.记录排便次数、量及性状
B.记录24小时出入液量
C.记录第1次排尿时间
D.补液速度为每小时5~8ml/kg

E.观察尿量及脱水是否纠正

三、以下提供若干组考题，每组考题共同使用在考题前列出的A、B、C、D、E五个备选答案。请从中选择一个与考题关系最密切的答案，并在答题卡上将相应题号的相应字母所属的方框涂黑。每个备选答案可能被选择一次、多次或不被选择。

（87~88题共用备选答案）

A.颈肩疼痛并向上肢放射

B.精细活动失调，有踩棉花感

C.头部发作性胀痛

D.临床表现复杂多样

E.颈性眩晕，共济失调

87.脊髓型颈椎病的表现是

88.椎动脉型颈椎病的表现是

（89~91题共用备选答案）

A.人流综合征

B.子宫穿孔

C.羊水栓塞

D.人流后感染

E.宫颈粘连

89.吸宫术后出现闭经伴周期性腹痛，血压正常，可能的诊断为

90.吸宫术后3天，高热，腹痛，下腹部压痛，可能的诊断为

91.钳刮术时烦躁不安，寒战，呕吐，咳嗽，继之呼吸困难，发绀，心率快，血压迅速下降，可能的诊断为

（92~93题共用备选答案）

A.胎方位

B.胎先露

C.胎产式

D.骨盆轴

E.胎体轴

92.胎儿身体纵轴与母体纵轴之间的关系称为

93.胎儿通过的骨盆各假想平面中点的连线称为

（94~96题共用备选答案）

A.皮肤完整性受损

B.疼痛：关节痛

C.口腔黏膜改变

D.潜在并发症：慢性肾衰竭

E.焦虑

94.SLE所致血管炎性反应的主要护理问题是

95.长期使用激素可能导致的护理问题是

96.SLE病人病情反复发作、迁延不愈可能导致的护理问题是

（97~98题共用备选答案）

A.阵发性绞痛

B.持续性钝痛

C.刀割样锐痛

D.钻顶样剧痛

E.持续性痛阵发性加剧

97.空腔脏器梗阻疼痛性质为

98.溃疡病穿孔疼痛性质为

（99~100题共用备选答案）

A.胸部CT

B.X线

C.B超

D.支气管镜

E.细胞学检查

99.对中央型肺癌有较高确诊意义的检查为

100.对发现肺癌早期病变及指导手术有重要意义的检查为

答案与解析

1	2	3	4	5	6	7	8	9	10
C	D	A	C	E	A	D	A	B	D
11	12	13	14	15	16	17	18	19	20
B	C	A	C	B	B	E	C	C	C
21	22	23	24	25	26	27	28	29	30
C	E	C	A	C	D	C	C	C	D
31	32	33	34	35	36	37	38	39	40
E	C	B	C	E	D	A	C	D	E
41	42	43	44	45	46	47	48	49	50
C	E	B	B	E	B	D	B	C	A
51	52	53	54	55	56	57	58	59	60
B	B	A	D	B	D	A	E	D	B
61	62	63	64	65	66	67	68	69	70
B	D	D	D	E	E	D	E	A	A
71	72	73	74	75	76	77	78	79	80
A	D	C	C	D	A	E	C	B	E
81	82	83	84	85	86	87	88	89	90
B	B	D	D	B	D	B	E	E	D
91	92	93	94	95	96	97	98	99	100
C	C	D	A	C	E	A	C	D	A

1.解析：腮腺炎可并发胰腺炎、睾丸炎、脑膜炎，其中较严重的并发症是脑膜炎。

2.解析：直肠癌行结肠造口术的患者出院后应多食粗纤维水果、蔬菜，预防便秘。

3.解析：出生后2~3天皮内注射卡介苗。

4.解析：甲亢患者在甲状腺大部切除术后如发生伤口内出血，可压迫气管，或喉头水肿造成气体吸入受阻，均可引起呼吸困难。

5.解析：消化性溃疡患者主要的治疗是抑制胃酸分泌，保护胃黏膜，同时根治幽门螺杆菌。

6.解析：心绞痛发作时疼痛持续的时间短，一般为3~5分钟，不超过15分钟。

7.解析：急性肾衰竭无尿期，应严格限制液体的输入。

8.解析：慢性阻塞性肺疾病患者应做缩唇呼吸和腹式呼吸以改善呼吸功能。

9.解析：术后早期活动有利于增加肺活量，减少肺部并发症如肺炎、肺不张的发生。

10.解析：成人缺铁性贫血最常见的原因是慢性失血，造成铁丢失过多。

11.解析：CO中毒患者应予高流量给氧（8~10L/min），有条件者给予高压氧舱治疗。

12.解析：癫痫发作时，忌强行约束患者肢体，以免引起骨折或肌肉损伤。

13.解析：产后应尽早开奶，提倡产后半小时开始母乳喂养。

14.解析：全麻术后，应鼓励患者咳嗽，促进痰液的排出，避免肺不张。

15.解析：大血管处、关节处、皮肤有溃疡处、肿瘤局部应禁用拔罐。腰背部为适宜拔罐部位。

16.解析：乳腺癌患者术后5年内应避免妊娠，防止复发。

17.解析：人工喂养患儿晒太阳后突然出现全身抽搐，测体温未达到高热的程度。考虑为维生素D缺乏性手足搐搦症。

18.解析：接种乙肝疫苗是预防乙肝最有效的措施。

19.解析：麻疹黏膜斑（柯氏斑）是诊断麻疹的早期可靠指标。

20.解析：诊刮应选择在月经临来前或来潮12小时内进行，目的是判断有无排卵。

21.解析：因胎盘残留引起产后大出血时，正确的处理方法是刮宫。

22.解析：引流术后10~14天，胆汁色泽正常，引流量减少，可试夹管1~2日，观察有无发热、腹痛、黄疸；胆道造影后引流2~3日，即可考虑拔管。

23.解析：骨科手术前3天每天用肥皂水清洗手术区域，75%乙醇消毒后用无菌巾包扎。

24.解析：输尿管切口取石术前1小时拍摄腹平片进行结石定位。

25.解析：急性蜂窝织炎主要由链球菌感染引起，应首选青霉素抗感染治疗。

26.解析：骶耻外径是指第5腰椎棘突下至耻骨联合上缘中点的距离。

27.解析：肝硬化伴腹水患者应限制水分和盐的摄入，限盐1~2g/d，限水1000ml/d。

28.解析：洋地黄中毒会引起室性心律失常，其中心室颤动可引起患者心搏骤停。

29.解析：正常情况下，胸腔闭式引流瓶内水柱波动范围为4~6cm，如水柱波动过高，提示可能存在肺不张；如无波动，提示引流管不畅或肺已完全扩张。

30.解析：肺炎患者应取患侧卧位，以减少胸廓扩张度，减轻患者胸痛。

31.解析：肺炎患儿由于低氧血症和病原体释放毒素导致中毒性肠麻痹，患儿出现严重腹胀、肠鸣音消失。

32.解析：心功能Ⅲ级患儿体力活动明显受限，稍事活动即引起气急、心悸，应卧床休息、限制活动量为宜。

33.解析：异位妊娠破裂以输卵管峡部妊娠多见。

34.解析：机体缺氧使肺小动脉收缩、痉挛，引起肺动脉高压，造成右心负荷增加，患者出现心力衰竭。肺动脉高压是诊断早期肺源性心脏病的根据。

35.解析：脑血栓形成患者的最佳氧疗措施是高压氧舱治疗。

36.解析：化疗药液外渗时，应局部冷敷，收缩血管，以减轻药物外渗。

37.解析：21-三体综合征患儿无须限制活动。

38.解析：患肢长期固定会导致关节僵硬，是骨折晚期并发症。

39.解析：艾滋病患者服用齐多夫定时，应定期检查血常规。

40.解析：水痘为自限性疾病，约10天左右自愈，免疫力低下、恶性肿瘤、长期使用肾上腺皮质激素者易形成出血性或播散性水痘，极易继发细菌感染，预后差。

41.解析：小儿结核性脑膜炎早期主要症状为性情改变、精神呆滞、喜哭、易怒、睡眠不安、双目凝视等，同时有低热、呕吐、便秘，年长儿诉头痛，婴儿则表现为嗜睡或发育迟滞等。

42.解析：慢性纤维空洞型肺结核病程迁延，症状起伏，痰中常有结核菌，为结核病重要的传染源。

43.解析：安装人工心脏起搏器的患者应用沙袋压迫伤口4~6小时。

44.解析：肺纤维化是胺碘酮治疗心律失常最严重的不良反应。

45.解析：被动免疫：对甲型肝炎患者的接触者，可应用人血清丙种球蛋白或胎盘球蛋白肌内注射。时间不宜迟于接触后7~14日。

46.解析：人工授精是指采用非性交的方式将精子递送到女性生殖道以达到使女子受孕目的的一种辅助生殖技术。

47.解析：腹部手术后4天，患者出现发热、伤口疼痛，考虑为切口感染。

48.解析：早产儿出生5天后反应差，哭声低，皮肤发凉，小腿皮肤暗红、按之如硬橡皮状，考虑为新生儿硬肿症。

49.解析：糖尿病患者注射胰岛素后进行户外运动，40分钟后突发头晕、心悸、大汗，随后跌倒、昏迷，考虑为低血糖昏迷。

50.解析：产妇宫口开大4cm时在活动中突然破膜，护士应迅速协助患者卧床休息，听胎心音，检查胎儿有无宫内缺氧的症状。

51.解析：绝经期诊断为子宫肌瘤，可考虑子宫切除。为了不影响患者术后的性生活，应保留宫颈，即行子宫次全切。

52.解析：正常明显胎动1小时不少于3~5次，12小时明显胎动次数为30~40次以上。

53.解析：消化性溃疡患者出现休克症状，首先应采取的措施是开放静脉补充血容量。

54.解析：急性心肌梗死患者出现心室颤动应立即非同步电除颤。

55.解析：急性胰腺炎发作后，腹痛消失，无明显压痛，可进食少量不含脂肪的低蛋白、高碳水化合物流质饮食。病情完全好转后可逐渐进食低脂、低蛋白饮食。病情完全恢复后才能逐渐恢复正常饮食。

56.解析：3~12个月大健康婴儿体重计算方式为：体重（kg）=（月龄+9）/2，即（9+9）/2=9.0kg。

57.解析：生后第3天皮肤出现轻度黄染，其余情况良好，考虑为生理性黄疸。

58.解析：阴道壁由黏膜层、肌层和纤维层组成。环绕子宫颈周围的组织称为阴道穹窿，可分为前、后、左、右四部。后穹窿较深，其顶端与子宫直肠陷凹毗邻，是腹腔的最低部分。阴道上端比下端宽，后壁长10~12cm，前壁长7~9cm。

59.解析：类风湿关节炎急性期应卧床休息，缓解期进行功能锻炼。

60.解析：人工流产综合征的发生与孕妇精神紧张不能耐受子宫扩张牵拉和高负压有关，受术者可能出现心动过缓、心律不齐、血压下降、面色苍白、出汗、胸闷甚至昏厥和抽搐。

61.解析：短暂性脑缺血发作患者有高血压病史，因此应予低钠饮食。

62.解析：孕妇妊娠期间出现下肢静脉曲张，应避免两腿交叉或盘坐，以促进下肢静脉血液回流。

63.解析：急性左心衰竭时患者应静脉滴注硝酸甘油，以减少静脉回心血量，减轻心脏负荷。

64.解析：月经周期是指两次月经第1日的间隔时间。该女性上次月经第1日为8月16日，第2次月经的第1日为9月13日，两次月经第1日的间隔时间为28天。

65.解析：题干中肠鸣音消失为肠麻痹症状，不宜使用抗胆碱能药物，以免加重病情。

66.解析：肝硬化患者通常合并食管胃底静脉曲张，术前不宜插胃管，以免导致上消化道大出血。

67.解析：慢性尿路感染的患者应积极寻找机体的易感因素并加以治疗。

68.解析：第1日补液量=生理需要量+1/2累计丧失量。正常人生理需要量为2000~2500ml/d，因此该患者第1日的补液量为（2000~2500）ml+（5000ml×1/2）=4500~5000ml。

69.解析：颅前窝骨折出现脑脊液耳漏，患者出现头痛、呕吐、厌食、反应迟钝、脉搏细弱、血压偏低，考虑为颅内低压综合征。

70.解析：患者右侧胸部损伤后出现呼吸困难、发绀，右胸明显压痛，可扪及骨擦感，右肺呼吸音低，叩诊鼓音，考虑为肋骨骨折合并气胸，因此最重要的处理措施是胸腔闭式引流，放出胸腔内积气，促进肺复张。

71.解析：若不能确定有机磷农药种类，则用清水或盐水彻底洗胃，敌百虫中毒时忌用碳酸氢钠溶液洗胃。昏迷者肩部垫高，以保持颈部伸展，或头偏向一侧，防止舌根后坠。

72.解析：腹部手术后患者出现下腹坠胀，里急后重，有黏液样稀便，考虑为术后发生盆腔脓肿。盆腔脓肿首选非手术治疗。

73.解析：黄疸患儿出现了意识障碍、肌张力低下等神经症状，考虑为胆红素脑病。

74.解析：患者既往有腹部手术史，现出现腹痛、恶心、呕吐、停止排便排气，考虑为粘连性肠梗阻。

75.解析：肠梗阻患者首选的治疗措施是禁食、胃肠减压。

76.解析：患儿出现发热、鼻出血、皮下淤点，血常规提示全血细胞减少，但无胸痛和淋巴结肿大，考虑为再生障碍性贫血。

77.解析：再生障碍性贫血患儿无脾脏肿大，无须切除脾脏。

78.解析：消化性溃疡患者出血，主要因胃酸腐蚀胃黏膜所致，因此治疗出血最合适的方法是使用抗酸药抑制胃酸的分泌。

79.解析：消化性溃疡患者突然呕血约1500ml，解柏油样大便，出现休克症状，因此应迅速建立静脉通道，补充血容量。

80.解析：该患者幽门螺杆菌检测阳性，因此下一步应进行幽门螺杆菌根治治疗。

81.解析：患儿出现全身重度凹陷性水肿，尿蛋白（++++），考虑为肾病综合征。患儿腹水征（+），呼吸困难，肺部叩诊浊音，考虑为胸水、腹水形成。因此该患儿现在最严重的情况是肾病综合征有胸水、腹水。

82.解析：肾病综合征患儿蛋白质摄入量控制在每日1.5~2g/kg，以高生物效价的优质蛋白如乳、蛋、禽、牛肉等为宜，鱼蛋白摄入过量可造成肾小球高滤过，导致细胞功能受损。

83.解析：肾病综合征患儿首要的护理问题是体液过多。

84.解析：腹泻患儿脱水后出现皮肤弹性极差、前囟及眼窝明显凹陷，考虑为重度脱水；患儿血清钠125mmol/L，为低渗脱水。综合考虑该患儿为重度低渗脱水。

85.解析：重度脱水的患儿应在30~60分钟内静脉推注或快速滴入2∶1等张含钠液20ml/kg。

86.解析：重度脱水的患儿开始时应快速输液，补液速度为每小时8~10ml/kg。

87.解析：脊髓型颈椎病患者会出现四肢无力、握力弱、精细活动失调、步态不稳症状，及有踩棉花样感觉。

88.解析：椎动脉型颈椎病主要表现为颈部活动时出现眩晕，特别是仰头时，平衡障碍和共济失调，甚至猝倒。

89.解析：吸宫术后出现闭经伴周期性腹痛，血压正常，考虑为术后宫颈粘连。

90.解析：吸宫术后3天，高热、腹痛、下腹部压痛，考虑为人流后感染。

91.解析：钳刮术时病人出现烦躁不安、寒战、呕吐、咳嗽，继之呼吸困难、发绀、心率快、血压迅速下降，考虑为羊水进入血液循环引起羊水栓塞。

92.解析：胎儿身体纵轴与母体纵轴之间的关系称胎产式。

93.解析：骨盆轴为连接骨盆各假想平面中点的曲线。

94.解析：SLE患者由于血管炎性反应，面部出现蝶形红斑，故其主要的护理问题是皮肤完整性受损。

95.解析：长期使用激素可导致口腔真菌感染。

96.解析：SLE患者病情反复发作，迁延不愈，会导致患者出现焦虑情绪。

97.解析：空腔脏器梗阻，如肠梗阻会出现阵发性绞痛。

98.解析：溃疡病穿孔时，胃液漏入腹腔，刺激腹膜，患者出现刀割样锐痛。

99.解析：支气管镜可明确肺癌的诊断。

100.解析：胸部CT可早期发现肺癌及周围淋巴结转移情况，为手术切除病变范围提供参考。

2024

护理学（中级）

单科 一次过

全真模拟试卷与解析
——专业实践能力

全真模拟试卷（三）

全国卫生专业技术资格考试研究专家组　编写

中国健康传媒集团

中国医药科技出版社

内 容 提 要

本书根据最新考试大纲要求，通过分析历年考试真题，并在研究命题规律的基础上精心编写而成。供考生进行模拟自测，梳理对知识点的掌握程度，顺利通关考试。本套试卷分为试题和答案及解析两大部分，以便学生自测后核对答案。试卷中题型、题量及题目难易程度与考试真题保持高度一致，考生根据自己未通过的科目选择相应的试卷即可。

图书在版编目（CIP）数据

护理学（中级）单科一次过全真模拟试卷与解析.专业实践能力 / 全国卫生专业技术资格考试研究专家组编写.—北京：中国医药科技出版社，2023.8

（护考应急包：中级）

ISBN 978-7-5214-3875-8

Ⅰ.①护…　Ⅱ.①全…　Ⅲ.①护理学—资格考试—题解　Ⅳ.①R47-44

中国国家版本馆 CIP 数据核字（2023）第074546号

美术编辑　陈君杞
版式设计　南博文化

出版　**中国健康传媒集团** | 中国医药科技出版社
地址　北京市海淀区文慧园北路甲22号
邮编　100082
电话　发行：010-62227427　邮购：010-62236938
网址　www.cmstp.com
规格　889×1194mm $^1/_{16}$
印张　6
字数　215千字
版次　2023年8月第1版
印次　2023年8月第1次印刷
印刷　北京紫瑞利印刷有限公司
经销　全国各地新华书店
书号　ISBN 978-7-5214-3875-8
定价　**25.00元**

获取新书信息、投稿、为图书纠错，请扫码联系我们。

试题部分

一、以下每一道题下面A、B、C、D、E五个备选答案，请从中选择一个最佳答案，并在答题卡上将相应字母所属的方框涂黑。

1.婴儿期应接种的疫苗是
  A.乙肝疫苗
  B.白喉类毒素
  C.麻疹减毒活疫苗
  D.百日咳类毒素
  E.脊髓灰质炎糖丸

2.关于急性肾衰竭无尿期的护理，正确的叙述是
  A.输入库存血纠正贫血
  B.严格限制静脉补液量
  C.多吃橘子补充钾离子
  D.多进食优质蛋白质
  E.尿量增加时快速补液

3.新生儿败血症最常见的感染途径是
  A.消化道感染
  B.脐部感染
  C.羊水穿刺
  D.胎膜早破
  E.宫内感染

4.卡介苗预防的疾病是
  A.麻疹
  B.水痘
  C.猩红热
  D.腮腺炎
  E.结核病

5.护理肺结核大咯血患者时最主要应避免发生
  A.循环衰竭
  B.呼吸道感染
  C.贫血
  D.窒息
  E.发热

6.妊娠晚期羊水主要来自于
  A.母体血清经羊膜的透析液
  B.胎儿呼吸道黏膜的透析液
  C.脐带表面的透析液
  D.胎儿皮肤的透析液
  E.胎儿尿液

7.关于小儿肺炎的护理，**错误**的叙述是
  A.流质、半流质饮食
  B.高热者给予物理降温
  C.鼻导管给氧时，氧流量4L/min，浓度60%
  D.经常更换体位，叩拍背部协助排痰
  E.保持室温18~22℃，湿度60%

8.一氧化碳中毒最好的氧疗方法是
  A.人工呼吸机供氧
  B.氧流量8~10L/min
  C.酒精湿化高流量吸氧
  D.面罩吸氧
  E.高压氧舱

9.吸宫术适用于妊娠的周数是
  A.18周内
  B.16周内
  C.14周内
  D.12周内
  E.10周内

10.患者，女，28岁。诊断为"系统性红斑狼疮"，现病情稳定，拟于近日出院，护士对其进行出院指导，**不正确**的内容是
  A.坚持长期遵医嘱服药
  B.保持愉快情绪
  C.注意皮肤护理
  D.防止感染
  E.适当锻炼，多晒太阳

11.**不能**用来计算孕龄的是
  A.羊水量的多少
  B.子宫底的高度
  C.胎动出现时间
  D.早孕反应出现时间
  E.末次月经日期

12.急性心肌梗死患者首要的护理诊断是
  A.自理缺陷
  B.心理压力过重
  C.疼痛
  D.有便秘的危险
  E.知识缺乏

13.第一产程的临床表现**不包括**
  A.拔露

1

B.胎头下降

C.宫口扩张

D.破水

E.规律宫缩

14.有活动能力的患者进行功能锻炼的主要方法是

  A.主动、被动运动结合

  B.手法治疗

  C.助力运动

  D.主动运动

  E.被动运动

15.干酪样白带多见于

  A.外阴阴道假丝酵母菌病

  B.前庭大腺炎

  C.慢性宫颈炎

  D.滴虫性阴道炎

  E.外阴炎

16.甲亢患者在甲状腺大部切除术后出现呼吸困难最常见的原因是

  A.甲状腺危象

  B.双侧喉上神经外支损伤

  C.伤口内出血或喉头水肿

  D.双侧喉上神经内支损伤

  E.一侧喉返神经损伤

17.关于子宫的叙述，正确的是

  A.未产妇的子宫颈外口多呈现为横裂口

  B.成人子宫的正常位置呈轻度后倾后屈位

  C.子宫颈外口鳞-柱状上皮交界处好发宫颈癌

  D.子宫峡部的上端称为组织学内口

  E.成人宫体与宫颈的比例为2.5：1

18.小儿营养性贫血的好发年龄阶段为

  A.青春期

  B.学龄前期

  C.婴幼儿期

  D.学龄期

  E.新生儿期

19.破伤风患者的护理要求**不包括**

  A.单人房间

  B.保持安静

  C.适宜的温、湿度

  D.各项操作在镇静药使用后1小时内进行

  E.急救药品和物品齐全

20.下列哪项不属于拔罐法的作用

  A.行气活血

  B.消肿止痛

C.通经活络

D.补益气血

E.祛风散寒

21.妇科腹部手术患者的备皮范围是

  A.上自剑突下，两侧至腋中线，下达阴阜和大腿上1/3处

  B.上自剑突下，两侧至腋前线，下达阴阜和大腿上1/3处

  C.上自剑突下，两侧至腋中线，下达大腿上1/3处

  D.上自肋缘，两侧至腋中线，下达阴阜和大腿上1/3处

  E.上自剑突下，两侧至腋前线，下达大腿上1/3处

22.关于暴露疗法的护理要点，**错误**的叙述是

  A.创面不应覆盖任何敷料

  B.观察肢体远端血运

  C.焦痂用75%乙醇涂擦

  D.适当约束肢体

  E.随时用无菌敷料吸净创面渗液

23.关于母乳喂养**错误**的叙述是

  A.喂奶后婴儿以右侧卧位为佳

  B.喂奶完毕，轻拍婴儿背部

  C.两侧乳房先后交替哺乳

  D.按需哺乳，母婴同室

  E.生后2小时开奶

24.良性前列腺增生的临床表现**不包括**

  A.尿急

  B.尿潴留

  C.无痛性血尿

  D.夜尿次数增多

  E.进行性排尿困难

25.保持子宫前倾位置的主要韧带是

  A.卵巢韧带

  B.宫骶韧带

  C.主韧带

  D.阔韧带

  E.圆韧带

26.**不属于**麻疹患儿常见的护理诊断的是

  A.体液不足

  B.体温过高

  C.营养失调

  D.潜在并发症：肺炎

  E.皮肤完整性受损

27.关于急性肾盂肾炎的护理措施，正确的叙述是

  A.体温39℃时不需要物理降温

  B.高热量、高维生素饮食且少饮水

  C.酸化尿液以减少尿路刺激征

D.患者卧床休息，清淡饮食，多饮水

E.立即应用抗菌药物治疗，再留尿检查

28.若卵子未受精，黄体开始萎缩是在排卵后
    A.9~10天
    B.7~8天
    C.5~6天
    D.3~4天
    E.1~2天

29.体力活动轻度受限，休息时无自觉症状，一般活动即可出现乏力、心悸、呼吸困难等症状，休息后症状很快缓解，心功能是
    A.Ⅳ级
    B.Ⅲ级
    C.Ⅱ级
    D.Ⅰ级
    E.0级

30.急性再生障碍性贫血最常见的死亡原因是
    A.败血症
    B.颅内出血
    C.恶性贫血
    D.重度感染
    E.肾病综合征

31.早发支气管肺癌，首选的治疗方法是
    A.非手术综合治疗
    B.免疫疗法
    C.放射疗法
    D.早期手术切除
    E.化疗

32.洋地黄治疗小儿心力衰竭时，首次给予洋地黄总量的
    A.2/3
    B.1/2
    C.1/3
    D.1/4
    E.1/5

33.关于小儿惊厥发作时的护理措施，**不正确**的叙述是
    A.用力按压患儿肢体以防坠床
    B.将舌轻轻向外牵拉
    C.解开衣领，松开衣被
    D.取平卧位，头偏向一侧
    E.给予氧气吸入

34.21-三体综合征的遗传特点是
    A.常染色体隐性遗传
    B.常染色体显性遗传
    C.X连锁显性遗传

D.X连锁隐性遗传

E.常染色体畸变

35.尿失禁最常发生于
    A.癫痫强直-阵挛发作时
    B.癫痫强直性发作时
    C.癫痫肌阵挛性发作时
    D.癫痫失神发作时
    E.癫痫部分发作时

36.复苏处理首先应实现的目标是
    A.保护肾功能
    B.减轻酸中毒
    C.恢复呼吸功能
    D.心脏恢复跳动
    E.恢复脑血液供应

37.关于大肠癌术前肠道准备的叙述，正确的是
    A.术前1天口服硫酸镁
    B.术前3日晚清洁灌肠
    C.术前3天口服肠道抗菌药
    D.术前3天每晚肥皂水灌肠
    E.术前3天禁食

38.乳腺癌术后患者最重要的出院指导是
    A.继续功能锻炼
    B.参加锻炼
    C.经常自查
    D.5年内避免妊娠
    E.加强营养

39.诊断早期肺源性心脏病的依据是
    A.肺部湿啰音
    B.肺气肿体征
    C.肺动脉高压
    D.慢性肺病史
    E.颈静脉充盈

40.肺炎患者减轻胸痛的最常用体位是
    A.健侧卧位
    B.患侧卧位
    C.俯卧位
    D.仰卧位
    E.坐位

41.若胸部损伤后伤员出现反常呼吸，正确的急救措施是
    A.紧急气管插管
    B.高流量氧气吸入
    C.胸壁加压包扎固定
    D.胸腔闭式引流
    E.紧急剖胸探查

42.关于重度营养不良患儿的治疗，正确的叙述是
　　A.给予蛋白同化类固醇制剂
　　B.高热量饮食
　　C.高蛋白饮食
　　D.高脂肪饮食
　　E.多吃水果、蔬菜

43.关于门静脉高压症分流术后患者的护理，**不正确**的是
　　A.给予高热量、高蛋白、高维生素、低脂肪饮食
　　B.禁用肥皂水灌肠
　　C.术后3周内每日复查血小板
　　D.卧床1周
　　E.术后48小时内取平卧位

44.关于妇科化疗患者的护理措施，**不正确**的叙述是
　　A.密切观察患者有无出血倾向
　　B.发现药液外渗时，应立即停止用药
　　C.鼓励患者多咀嚼，以促进唾液的分泌
　　D.建议患者采用软毛牙刷刷牙，并用盐水漱口
　　E.鼓励家属探视，以加强患者的社会支持

45.正常小儿尿液离心后，正确的沉渣镜检结果是
　　A.蛋白含量<50mg
　　B.多出现上皮细胞
　　C.偶见透明管型
　　D.白细胞≤10个/HP
　　E.红细胞≤5个/HP

46.放射治疗局部皮肤一度反应**不包括**
　　A.脱屑
　　B.色变暗红
　　C.水肿
　　D.烧灼痛
　　E.红斑

47.胸外心脏按压的部位是
　　A.剑突处
　　B.心尖搏动处
　　C.胸骨中下1/3段
　　D.胸骨中段
　　E.胸骨上段

48.毕Ⅱ式胃大部切除术后近期最严重的并发症是
　　A.十二指肠残端破裂
　　B.吻合口梗阻
　　C.输入段梗阻
　　D.倾倒综合征
　　E.胃出血

49.急性CO中毒昏迷苏醒后，应休息观察的时间是
　　A.18天

　　B.14天
　　C.10天
　　D.6天
　　E.2天

50.原发性肝癌的伴癌综合征**不包括**
　　A.低血压
　　B.高血脂
　　C.高血钙
　　D.红细胞增多症
　　E.低血糖

51.未达到糖尿病治疗理想控制标准的是
　　A.血糖化血红蛋白5.8%
　　B.血压130/80mmHg
　　C.空腹血糖5.6mmol/L
　　D.餐后两小时血糖8.5mmol/L
　　E.男性体重指数<25

52.如患者因输卵管堵塞引起不孕，应选择的辅助生殖技术是
　　A.卵母细胞浆内单精子注射
　　B.卵巢置换
　　C.配子输卵管内移植
　　D.IVF-ET
　　E.人工授精

53.关于DIC病人使用肝素抗凝的叙述，正确的是
　　A.在DIC高凝期不宜使用肝素
　　B.DIC后期单独使用肝素
　　C.肝素过量时快速输注鱼精蛋白
　　D.肝素过量时凝血时间大于30分钟
　　E.肝素剂量不足时凝血时间小于18分钟

54.胺碘酮治疗心律失常导致的最严重的不良反应是
　　A.角膜色素沉着
　　B.恶心、呕吐
　　C.负性肌力作用
　　D.肺纤维化
　　E.转氨酶升高

55.肱骨中下段粉碎性骨折体格检查时应特别注意有无
　　A.伸肘功能障碍
　　B.屈肘功能障碍
　　C.伸腕功能障碍
　　D.屈腕功能障碍
　　E.拇指对掌功能障碍

56.休克患者中心静脉压高而血压正常，最有可能是
　　A.肾功能不全
　　B.心功能不全

C.容量血管过度收缩

D.血容量相对过多

E.血容量相对不足

57.患者，女，58岁。胆石症病史23年。因饱餐后腹痛4小时，呕吐2次就诊。实验室检查：血白细胞12×10^9/L，中性粒细胞0.83，疑为急性胰腺炎。医嘱要求患者禁食的主要目的是

A.控制感染

B.避免胃扩张

C.减少胰液分泌

D.防止误吸

E.解除胰管痉挛

58.某孕妇，25岁。第一胎，LMP 2016年3月30日。2017年1月7日到产科门诊复查，查体BP 120/70mmHg，宫高25cm，腹围90cm，LOA，头浮，胎心规律，每分钟136次。髂棘间径23cm，髂嵴间径25cm，骶耻外径17cm，坐骨结节间径7.5cm。根据上述情况，最需要进一步做的产科检查是

A.腹部视诊

B.腹部听诊

C.骨盆内测量

D.查先露是否衔接

E.重测宫高、腹围

59.宫颈癌根治术后的患者，留置导尿管的时间是

A.1~2天

B.3~4天

C.5~6天

D.7~14天

E.15~21天

60.患者，女，22岁。停经45天，突发剧烈腹痛，伴恶心、呕吐、阴道少量流血。查体：血压70/50mmHg，下腹压痛（+），宫颈（+），下腹部有移动性浊音。最可能的诊断是

A.不全流产

B.前置胎盘

C.异位妊娠

D.胎盘早剥

E.先兆流产

61.某男性患者因血友病反复多次输血后感染艾滋病病毒，对家属指导的预防原则是

A.不共用食具

B.不共用毛巾

C.避免血液、体液的接触

D.严禁性行为

E.定期检查

62.患者，女，36岁。慢性肾炎病史3年，休息及服中药治疗。近来未按医嘱限制盐、水的摄入，发现水肿加重，伴尿量减少，每日尿量约600ml。查体：BP130/80mmHg，眼睑及双下肢明显水肿。实验室检查：尿蛋白（+++）。最主要的护理诊断是

A.有感染的危险

B.体液过多

C.焦虑

D.活动无耐力

E.营养失调：低于机体需要量

63.正常发育的9个月健康婴儿的体重应为

A.6.25kg

B.7.25kg

C.8.25kg

D.9.25kg

E.10.25kg

64.患者，男，46岁。饱餐后出现上腹痛、腹胀，腹痛向腰背部放射。查体：腹部膨隆，腹壁皮肤出现青紫，上腹压痛、反跳痛、腹肌紧张，肠鸣音消失。血压120/80mmHg，脉搏88次/分，呼吸18次/分。诊断为急性胰腺炎。不宜应用的药物是

A.奥曲肽

B.抗生素

C.H_2受体拮抗剂

D.质子泵抑制剂

E.抗胆碱能药物

65.患儿，男，13岁。呈嗜睡状态，体温39.8℃，头痛，呕吐，全身出现出血性皮疹，诊断为流脑休克型。不妥当的护理措施是

A.头部冷敷

B.药物降温

C.酒精擦浴

D.使用气垫床

E.皮肤破溃处用消毒纱布冷敷

66.患者，男，42岁。双手掌指关节、腕关节、膝关节对称性胀痛半年，加重伴晨僵1个月。手指和腕关节的X线片示骨质疏松。诊断为类风湿关节炎。对该患者的急性期护理，错误的内容是

A.卧床休息

B.可暂时性制动

C.保持关节处于功能位

D.加强关节活动，进行功能锻炼

E.可以用温水浴或热水浸泡僵硬的关节

67.患者，女，18岁。诊断为"急性支气管炎"3天，咳嗽、咳痰加重，痰液黏稠，患者自己难以咳出。清理患者

呼吸道首先应选用的方法是
A.继续鼓励患者咳嗽排痰
B.少量多次饮水
C.体位引流
D.超声雾化吸入
E.负压吸痰

68.经产妇，32岁。分娩后2小时胎盘未娩出。徒手剥离胎盘困难，阴道流血较多，血压下降难以控制。正确的处理措施是
A.清宫术
B.钳刮术
C.强行剥离
D.手术切除子宫
E.清宫取胎盘术

69.足月儿，生后7天。皮肤黄染，血清总胆红素285μmol/L，接受蓝光治疗。为预防核黄疸，护士应当严密监测
A.体温
B.脉搏
C.呼吸
D.精神
E.出血

70.患者，女，58岁。近半年出现接触性阴道出血。妇科检查子宫正常大小。宫颈脱落细胞学检查结果为巴氏Ⅲ级。为明确诊断，应首选的检查方法是
A.分段诊刮术
B.宫颈锥切术
C.宫颈局部活体组织检查
D.宫颈管涂片
E.宫颈刮片

71.某29岁孕妇，妊娠36周，行四步触诊法提示胎儿为枕左前位，胎心音最清楚的部位是
A.脐部正下方
B.脐下方右侧
C.脐上方左侧
D.脐上方右侧
E.脐下方左侧

72.患者，男，40岁。左上腹被电动车撞伤5天，当时仅有局部疼痛，未做特殊处理，现因腹痛突然加剧入院。查体：血压105/70mmHg，脉搏100次/分，左上腹压痛明显。实验室检查：血红蛋白80g/L。最可能的诊断是
A.结肠坏死
B.左肾损伤
C.胰腺挫伤
D.脾破裂
E.胃破裂

73.患者，女，48岁。近半年来经量时多时少，周期无规律。近2个月未行经，突然阴道流血量多，考虑为无排卵型功能失调性子宫出血，给予诊断性刮宫。支持该诊断的内膜病理检查报告应是
A.正常增生期子宫内膜
B.增生期和分泌期共存
C.分泌不良
D.分泌期子宫内膜
E.增生过长

74.某呼吸衰竭患者经过3个月的机械通气后，呼吸状况逐渐好转。当其具备完全撤离呼吸机的能力后，需按以下哪种步骤进行撤机
A.气囊放气→拔管→吸氧→撤离呼吸机
B.撤离呼吸机→拔管→气囊放气→吸氧
C.撤离呼吸机→气囊放气→拔管→吸氧
D.吸氧→拔管→气囊放气→撤离呼吸机
E.吸氧→气囊放气→拔管→撤离呼吸机

二、以下提供若干个案例，每个案例有若干个考题，请根据提供的信息，在每题的A、B、C、D、E五个备选答案中选择一个最佳答案，并在答题卡上按照题号，将所选答案对应字母的方框涂黑。

（75~76题共用题干）
患者，女，28岁。给予周围静脉营养支持，先后给予10%葡萄糖、5%葡萄糖盐水、20%脂肪乳等，在滴入18种氨基酸（滴速60滴/分）15分钟后，该患者突发恶心呕吐，面色潮红，胸背及四肢有皮疹。

75.患者最可能发生了
A.发热反应
B.输液微粒反应
C.吸入性过敏
D.脂肪乳延迟过敏
E.氨基酸过敏

76.护士应首先采取的措施是
A.平卧位，监测生命体征
B.低流量持续吸氧
C.停输氨基酸，暂观察
D.静滴血管收缩剂
E.静滴抗组胺药物

（77~78题共用题干）
患者，男，60岁。某次排便时突然晕倒在地，呼之不应，并呕吐咖啡样胃容物。既往有高血压病史10余年。查体：一侧上、下肢瘫痪。

77.为明确诊断，首选的辅助检查是

A.脑血管造影

B.经颅多普勒

C.腰穿

D.颅脑CT

E.脑电图

78.最可能的诊断是

A.癫痫持续状态

B.蛛网膜下腔出血

C.脑出血

D.脑血栓形成

E.短暂性脑缺血发作

（79~80题共用题干）

患者，男，60岁。因体检时查出膀胱左侧壁1.5cm×1.5cm肿块来院就诊。门诊行B超检查，检查结果同前。后行膀胱镜检查，确诊为膀胱移行细胞癌（Ⅰ级）

79.首选的治疗方法是

A.膀胱全切除+尿流改道术

B.膀胱部分切除+输尿管膀胱吻合术

C.膀胱部分切除术

D.开放膀胱电切术

E.经尿道膀胱电切术

80.该患者的健康教育**不包括**

A.教会患者集尿袋有关护理

B.定期复查

C.坚持化疗

D.禁止吸烟

E.加强营养

（81~83题共用题干）

患儿，男，11岁。因发热伴双耳垂处肿痛3天，腹痛半天，呕吐3次入院，查体：体温39℃，精神萎靡，颈软，双侧腮腺肿大，有压痛，上腹轻度压痛，无反跳痛。

81.最可能的诊断是

A.化脓性腮腺炎

B.流行性腮腺炎并发脑炎

C.流行性腮腺炎并发胰腺炎

D.流行性腮腺炎并发胃肠炎

E.流行性腮腺炎并发睾丸炎

82.为进一步确诊，应做的检查是

A.脑脊液检查

B.腮腺B超检查

C.血脂肪酶测定

D.转氨酶测定

E.血、尿、便常规

83.**不妥**的护理措施是

A.热敷肿胀的腮腺以减轻疼痛

B.应用抗病毒药物

C.注射阿托品

D.暂禁食

E.物理降温

（84~85题共用题干）

患儿，女，11个月，牛乳喂养，未加辅食。近2个月来食欲差，面色苍白，皮肤弹性差，精神不振，体重6.5kg，腹部皮下脂肪0.2cm。

84.判断该患儿的营养状况属于

A.营养过剩

B.正常

C.轻度营养不良

D.中度营养不良

E.重度营养不良

85.关于该患儿的护理措施，哪项不恰当

A.口服胃蛋白酶助消化

B.补充维生素和微量元素

C.做好皮肤的清洁护理

D.预防低血糖

E.尽快多给予营养丰富的饮食

（86~88题共用题干）

患儿，男，7个月。腹泻2天，每天10余次黄色稀水便。体重6kg。精神萎靡，皮肤弹性极差，前囟及眼窝明显凹陷，肢冷，血压偏低，口渴不明显，尿量极少。实验室检查：血清钠125mmol/L。

86.患儿脱水的性质和程度为

A.重度高渗脱水

B.重度低渗脱水

C.重度等渗脱水

D.中度低渗脱水

E.中度等渗脱水

87.该患儿第1天补液首选的液体种类及量应是

A.1/2张含钠液 120~150ml/kg

B.2/3张含钠液 20ml/kg

C.2∶1等张含钠液 180ml/kg

D.2∶1等张含钠液 20ml/kg

E.2/3张含钠液 120~150ml/kg

88.**错误**的护理措施是

A.观察尿量及脱水是否纠正

B.补液速度为每小时5~8ml/kg

C.记录第1次排尿时间

D.记录24小时出入液量

E.记录排便次数、量及性状

三、以下提供若干组考题，每组考题共同使用在考题前列出的A、B、C、D、E五个备选答案。请从中选择一个与考题关系最密切的答案，并在答题卡上将相应字母所属的方框涂黑。每个备选答案可能被选择一次、多次或不被选择。

（89~90题共用备选答案）
 A.脑栓塞
 B.脑血栓形成
 C.脑出血
 D.蛛网膜下腔出血
 E.短暂性脑缺血发作
89.护理问题"疼痛"最常存在于
90.护理问题"生活自理缺陷"一般**不出现**于

（91~93题共用备选答案）
 A.逐渐恢复正常饮食，忌高脂肪、高蛋白饮食
 B.适当热量，每日蛋白质0.8~1.0g/kg，植物蛋白为主
 C.少量低脂、低糖流质饮食
 D.无渣、温凉流食
 E.高热量、高蛋白、高维生素、易消化饮食
91.上消化道少量出血的患者，饮食要求是
92.急性胰腺炎患者腹痛和呕吐基本消失后的饮食要求是
93.血氨正常的肝硬化患者的饮食要求一般是

（94~96题共用备选答案）
 A.人流综合征

 B.子宫穿孔
 C.羊水栓塞
 D.人流术后感染
 E.宫颈粘连
94.吸宫术后出现闭经伴周期性腹痛，最可能的诊断为
95.吸宫术后3天，高热、腹痛、下腹部压痛，最可能的诊断为
96.钳刮术时患者烦躁不安、寒战、呕吐、咳嗽，继之呼吸困难、发绀、心率快、血压迅速下降，最可能的诊断为

（97~98题共用备选答案）
 A.反复腰部钝痛、酸胀感伴血尿
 B.小儿腹部巨大肿块
 C.老年男性进行性排尿困难
 D.无痛性肉眼血尿
 E.尿急、尿痛、血尿、脓尿
97.肾结核的主要临床表现是
98.膀胱癌的主要临床表现是

（99~100题共用备选答案）
 A.俯卧位
 B.半卧位
 C.头低脚高位
 D.患侧卧位
 E.健侧卧位
99.颅中窝骨折的神志清醒的患者的体位是
100.颅前窝骨折的神志清醒的患者的体位是

答案与解析

1	2	3	4	5	6	7	8	9	10
A	B	B	E	D	E	C	E	E	E

11	12	13	14	15	16	17	18	19	20
A	C	A	D	A	C	C	C	D	D

21	22	23	24	25	26	27	28	29	30
C	C	E	A	E	A	D	A	C	B

31	32	33	34	35	36	37	38	39	40
D	B	A	E	A	E	C	D	C	B

41	42	43	44	45	46	47	48	49	50
C	A	C	E	C	C	C	A	B	A

51	52	53	54	55	56	57	58	59	60
D	D	D	D	C	C	C	C	D	C

61	62	63	64	65	66	67	68	69	70
C	B	D	E	E	D	D	D	D	C

71	72	73	74	75	76	77	78	79	80
E	D	E	C	E	C	D	C	C	A

81	82	83	84	85	86	87	88	89	90
C	C	A	D	E	B	D	B	C	E

91	92	93	94	95	96	97	98	99	100
D	C	B	E	D	C	E	D	D	B

1.解析：婴儿期应完成乙肝疫苗和卡介苗的接种。

2.解析：A和C选项都会导致高钾血症，D选项禁忌多进食优质蛋白质，E选项应严格控制病人的入液量。

3.解析：新生儿败血症主要通过未愈合的脐部感染。

4.解析：注射卡介苗可预防结核病的发生。

5.解析：大咯血患者容易发生误吸，护理时应重点预防窒息。

6.解析：进入妊娠中期以后，羊水的主要来源是胎儿的尿液，次要来源是胎肺分泌的液体。

7.解析：小儿肺炎鼻导管给氧时氧流量为0.5~1L/min，氧浓度不超过40%，缺氧明显者面罩给氧，氧流量2~4L/min，氧浓度50%~60%。

8.解析：如有条件，CO中毒患者应送高压氧舱进行治疗，促进COHb解离。

9.解析：吸宫术适用于妊娠6~10周需终止妊娠者。

10.解析：日光为系统性红斑狼疮的诱因，护士应指导患者避免日光浴。

11.解析：可通过末次月经日期、子宫底高度、胎动出现时间、早孕反应出现时间来推测孕龄和预产期。

12.解析：疼痛为急性心肌梗死患者首要的症状，故急性心肌梗死患者首要的护理问题是疼痛。

13.解析：拔露属于第二产程的表现。

14.解析：主动运动是依靠患者自身力量进行锻炼，是功能锻炼的主要方法，适用于有活动能力的患者。

15.解析：干酪样、豆渣样白带主要见于外阴阴道假丝酵母菌病。

16.解析：甲亢患者在甲状腺大部切除术后如发生伤口内出血，可压迫气管，或是喉头水肿造成气体吸入受阻，均可引起呼吸困难。

17.解析：子宫位于骨盆腔中央，呈前倾前屈位，成人子宫体与子宫颈的比例为2：1，婴儿期为1：2。子宫体与子宫颈之间的最狭窄部分称为子宫峡部。子宫峡部的上端因解剖上较窄，称为解剖学内口；下端黏膜组织由宫腔内膜变为宫颈黏膜，称为组织学内口。子宫颈外口柱状上皮与鳞状上皮交界处是子宫颈癌的好发部位。未产妇的子宫颈外口呈圆形，经产妇的宫颈外口呈横裂口。

18.解析：小儿营养性贫血多见于6个月~2岁的婴幼儿。

19.解析：为避免破伤风患者发生抽搐，各项操作应在镇静药使用后半小时内进行。

20.解析：拔罐法的作用有行气活血、消肿止痛、通经活络、祛风散寒。补益气血不属于拔罐法的作用。

21.解析：妇科腹部手术于术前1日进行皮肤准备。腹部皮肤备皮范围是上起剑突下缘，下至两大腿上1/3，左右到腋中线，剃去阴毛。

22.解析：烧伤创面的焦痂可用2%~4%碘酊涂擦，禁用酒精（乙醇）。

23.解析：母乳喂养应尽早开奶，提倡生后半小时开奶。

24.解析：良性前列腺增生的临床表现：①尿频（夜尿次数增多）；②排尿困难；③尿潴留；④血尿（因局部充血可发生无痛性血尿）。尿急属于尿路刺激征的症状。

25.解析：圆韧带可维持子宫前倾。

26.解析：麻疹患儿不会出现体液不足的护理问题。

27.解析：急性肾盂肾炎发作时，患者应卧床休息，多饮水，保证尿量在2500ml/d以上。

28.解析：若卵子未受精，排卵后9~10天黄体开始萎缩，血管减少，细胞呈脂肪变性，黄色消退，最后细胞被吸收，组织纤维化，外观色白，称为白体。

29.解析：一般活动即可出现乏力、心悸、呼吸困难等心力衰竭的症状，为心功能Ⅱ级。

30.解析：血小板下降造成颅内出血是急性再生障碍性贫血死亡最常见的原因。

31.解析：早期支气管肺癌，应首选手术切除。

32.解析：洋地黄治疗小儿心力衰竭时，首次给予洋地黄总量的1/2。

33.解析：小儿惊厥抽搐发作时忌强行按压肢体，以免引起骨折或肌肉损伤。

34.解析：21-三体综合征为常染色体畸变引起。

35.解析：癫痫强直-阵挛发作时可引起尿失禁。

36.解析：心肺复苏时，应迅速进行胸外心脏按压，恢复心脏的射血功能，保证大脑的血液灌注，避免脑细胞不可逆损伤。

37.解析：大肠癌患者术前3天口服肠道不吸收抗菌药，杀灭肠道内细菌，避免术后吻合口感染。

38.解析：乳腺癌术后5年内应避免妊娠，因妊娠可导致雌激素增多，造成乳腺癌复发。

39.解析：机体缺氧使肺小动脉收缩、痉挛，引起肺动脉高压，造成右心负荷增加，患者出现心力衰竭。肺动脉高压是诊断早期肺源性心脏病的根据。

40.解析：肺炎患者应取患侧卧位，以减少胸廓扩张度，减轻患者胸痛。

41.解析：胸部损伤后伤员出现反常呼吸，提示多根多处肋骨骨折，应立即用厚棉垫加压包扎，消除反常呼吸。

42.解析：对于中重度营养不良患儿，热量和营养物质的供给，应由低到高，逐渐增加。遵医嘱给予蛋白同化类固醇制剂如苯丙酸诺龙肌注，以促进机体对蛋白质的合成。

43.解析：门静脉高压分流术后，为防止脾切除术后静脉血栓形成，术后2周内每天或隔天复查1次血小板计数，如超过600×10^9/L，应考虑抗凝治疗，注意用药前后凝血时间变化。

44.解析：化疗患者白细胞下降，病人抵抗力低下，化疗期间应适当减少家属探视，特别是白细胞<1×10^9/L时，应实施保护性隔离。

45.解析：儿童新鲜尿液离心后沉渣镜检，红细胞<3个/HP，白细胞<5个/HP，偶见透明管型。

46.解析：一度反应的表现：红斑有烧灼和刺痒感，继续照射由鲜红渐变为暗红色，以后有脱屑，称为干反应。

47.解析：胸外心脏按压的部位是胸骨中下1/3段。

48.解析：十二指肠残端破裂是毕Ⅱ式胃大部切除术后近期最严重的并发症。

49.解析：急性一氧化碳中毒患者清醒后应休息2周，以免发生迟发性脑病。

50.解析：原发性肝癌患者由于癌肿本身代谢异常，可引起低血糖、红细胞增多症、高血钙、高血脂等，称伴癌综合征。

51.解析：糖尿病理想控制标准：①空腹血糖4.4~6.1mmol/L，非空腹血糖4.4~8.0mmol/L；②血糖化血红蛋白<6.5%；③血脂：总胆固醇<4.5mmol/L，甘油三酯<1.5mmol/L；④血压≤130/80mmHg；⑤体重指数（BMI，kg/m^2）：男性<25，女性<24。

52.解析：体外受精与胚胎移植（IVF-ET），即试管婴儿。体外受精指从妇女体内取出卵子，放入试管内培养一个阶段与精子完成受精后，发育成早期胚泡。胚胎移植指将胚泡移植到妇女宫腔内使其着床发育成胎儿的全过程。试管婴儿主要适用于输卵管堵塞引起的不孕。

53.解析：肝素用药前先测定凝血时间，用药后2小时再次测定凝血时间。如凝血时间短于12分钟，则提示肝素剂量不足；若超过30分钟则提示过量；凝血时间在20分钟左右表示肝素剂量合适。

54.解析：肺纤维化是胺碘酮治疗心律失常最严重的不良反应。

55.解析：肱骨中下段粉碎性骨折常合并桡神经损伤，应注意检查伸腕功能。

56.解析：休克患者中心静脉压高而血压正常提示容量血管过度收缩。

57.解析：急性胰腺炎患者首要的处理措施是禁食、胃肠减压。通过禁食，可以减少胃酸的分泌，从而减少胰液的分泌。

58.解析：孕妇骨盆外测量值中骶耻外径17cm（正常值18~20cm），坐骨结节间径7.5cm（正常值8.5~9.5cm），应进一步行骨盆内测量。

59.解析：宫颈癌根治术后的患者应留置导尿管1~2周。

60.解析：停经45天突发剧烈腹痛，阴道少量流血，血压70/50mmHg，下腹部有移动性浊音，考虑为异位妊娠破裂出血。

61.解析：艾滋病主要通过血液、体液传播，因此应指导家属避免接触患者的血液、体液。

62.解析：慢性肾炎患者水肿加重，伴尿量减少，眼睑及双下肢明显水肿，因此其首要的护理问题是体液过多。

63.解析：3~12个月小儿的体重（kg）=（月龄+9）/2，9个月大的小儿的体重应为（9+9）/2=9.0kg。

64.解析：题干中肠鸣音消失为肠麻痹症状，不宜使用抗胆碱能药物，以免加重病情。

65.解析：在出血点或淤斑未破溃之前，不必处理，但要注意保持皮肤的清洁，避免大小便浸泡，需要勤洗勤换衣裤。破溃后，须用龙胆紫（甲紫）涂抹，使皮肤保持干燥。

66.解析：类风湿关节炎患者急性期应卧床休息，缓解期进行功能锻炼。

67.解析：急性支气管炎患者痰液黏稠，难以咳出，可选择超声雾化吸入稀释痰液。

68.解析：经产妇分娩后2小时胎盘未娩出，徒手剥离胎盘困难，阴道流血较多，血压下降且难以控制，应考虑切除子宫。

69.解析：为了预防核黄疸，应重点观察患儿的意识、精神状态。

70.解析：宫颈脱落细胞学检查结果为巴氏Ⅲ级，为可疑癌变，应做宫颈局部活体组织检查，排除宫颈癌。

71.解析：胎心音在靠近胎背的孕妇腹壁上听得最清楚。枕先露时，胎心音在脐下方右或左侧；臀先露时，胎心音在脐上方右或左侧。此题胎方位为枕左前位，胎心音应该在脐下方左侧听得最清楚。

72.解析：患者左上腹撞伤后出现血压下降、血红蛋白降低，考虑为脾破裂。

73.解析：无排卵型功能失调性子宫出血患者刮宫时，子宫内膜会出现过度增生。

74.解析：应按下列步骤撤离呼吸机：撤离呼吸机→气囊放气→拔管→吸氧。

75.解析：肠外营养的患者滴入18种氨基酸后出现恶心呕吐，面色潮红，胸背及四肢有皮疹，考虑为氨基酸过敏。

76.解析：出现氨基酸过敏，应立即停止输注氨基酸，密切观察病情变化。

77.解析：患者排便时突然晕倒在地，呼之不应，并呕吐咖啡样胃内容物，一侧上、下肢瘫痪，考虑为脑血管疾病，应首选CT检查。

78.解析：患者既往有高血压病史，现晕倒在地，呼之不应，并呕吐咖啡样胃内容物，一侧上、下肢瘫痪，考虑为高血压性脑出血引起偏瘫。

79.解析：膀胱移行细胞癌（Ⅰ级）可首选进行膀胱部分切除术。

80.解析：该患者行膀胱部分切除，未在腹壁进行造瘘，因此不需要使用集尿袋。

81.解析：患儿发热伴双耳垂处肿痛3天，双侧腮腺肿大，有压痛，考虑为急性腮腺炎。同时患儿腹痛半天，呕吐3次，上腹轻度压痛，无反跳痛，考虑并发了急性胰腺炎。

82.解析：可通过测定血脂肪酶，明确急性胰腺炎的诊断。

83.解析：急性腮腺炎的患儿应冷敷，减少唾液的分泌，减轻疼痛。

84.解析：11个月婴儿的正常体重为6+11×0.25=8.75kg，（8.75−6.5）/8.75=25.71%，该患儿体重低于标准体重25.71%，属于中度营养不良（25%~40%）；腹壁脂肪厚度0.2cm（小于0.4cm），符合中度营养不良的诊断。

85.解析：营养不良的患儿，其消化吸收功能紊乱，对食物的耐受差，能量供应应从少量开始，逐渐增加。

86.解析：腹泻患儿脱水后出现皮肤弹性极差，前囟及眼窝明显凹陷，考虑为重度脱水；患儿血清钠125mmol/L，为低渗脱水。综合考虑该患儿为重度低渗脱水。

87.解析：重度脱水的患儿应在30~60分钟内静脉推注或快速滴入2∶1等张含钠液20ml/kg。

88.解析：重度脱水的患儿开始应快速输液，补液速度为每小时8~10ml/kg。

89.解析：脑出血患者由于颅内压急剧增高，患者会出现剧烈头痛。

90.解析：短暂性脑缺血发作症状持续10~15分钟，多在1小时内，通常不影响患者的生活自理能力。

91.解析：上消化道少量出血的患者无须禁食，可给予无渣、温凉流食。

92.解析：急性胰腺炎患者腹痛、呕吐消失后，给予少量低脂、低糖流质饮食，以后可逐渐恢复正常饮食，但忌高脂肪、高蛋白饮食。

93.解析：血氨正常的肝硬化患者应控制蛋白质的摄入，且以植物性蛋白为主。

94.解析：吸宫术后出现闭经伴周期性腹痛，血压正常，考虑为术后宫颈粘连。

95.解析：吸宫术后3天，高热、腹痛、下腹部压痛，考虑为人流术后感染。

96.解析：钳刮术时病人出现烦躁不安、寒战、呕吐、咳嗽，继之呼吸困难、发绀、心率快、血压迅速下降，考虑为羊水进入血液循环引起羊水栓塞。

97.解析：肾结核的主要症状是尿急、尿痛、血尿、脓尿。

98.解析：全程无痛性肉眼血尿是膀胱癌的主要表现。

99.解析：颅中窝、颅后窝骨折病人采取患侧卧位。

100.解析：颅前窝骨折病人神志清楚者取半卧位，昏迷者床头抬高30°。

2024

护理学（中级）

单科 一次过

全真模拟试卷与解析
——专业实践能力

全真模拟试卷（四）

全国卫生专业技术资格考试研究专家组　编写

中国健康传媒集团

中国医药科技出版社

内 容 提 要

本书根据最新考试大纲要求，通过分析历年考试真题，并在研究命题规律的基础上精心编写而成。供考生进行模拟自测，梳理对知识点的掌握程度，顺利通关考试。本套试卷分为试题和答案及解析两大部分，以便学生自测后核对答案。试卷中题型、题量及题目难易程度与考试真题保持高度一致，考生根据自己未通过的科目选择相应的试卷即可。

图书在版编目（CIP）数据

护理学（中级）单科一次过全真模拟试卷与解析.专业实践能力 / 全国卫生专业技术资格考试研究专家组编写.—北京：中国医药科技出版社，2023.8

（护考应急包：中级）

ISBN 978-7-5214-3875-8

Ⅰ.①护…　Ⅱ.①全…　Ⅲ.①护理学—资格考试—题解　Ⅳ.①R47-44

中国国家版本馆CIP数据核字（2023）第074546号

美术编辑　陈君杞
版式设计　南博文化

出版　**中国健康传媒集团** | 中国医药科技出版社
地址　北京市海淀区文慧园北路甲22号
邮编　100082
电话　发行：010-62227427　邮购：010-62236938
网址　www.cmstp.com
规格　889×1194mm $\frac{1}{16}$
印张　6
字数　215千字
版次　2023年8月第1版
印次　2023年8月第1次印刷
印刷　北京紫瑞利印刷有限公司
经销　全国各地新华书店
书号　ISBN 978-7-5214-3875-8
定价　25.00元

获取新书信息、投稿、为图书纠错，请扫码联系我们。

试题部分

一、以下每一道考题下面有A、B、C、D、E五个备选答案。请从中选择一个最佳答案，并在答题卡上将相应题号的相应字母所属的方框涂黑。

1. 小儿初次感染结核杆菌至产生变态反应的时间是
   A. 24~48h
   B. 48~72h
   C. 2~3周
   D. 4~8周
   E. 3~4个月

2. 预防佝偻病应特别强调
   A. 合理喂养
   B. 口服鱼肝油
   C. 口服钙片
   D. 多晒太阳
   E. 吃富含维生素D的食物

3. 患者，女，28岁。产后哺乳3周。1周前出现左侧乳腺胀痛，局部胀痛性肿块，中心有波动感，伴寒战、高热。患侧腋窝淋巴结肿大，白细胞计数明显升高。最有效的治疗方法是
   A. 停止哺乳
   B. 局部热敷
   C. 应用大剂量抗生素
   D. 及时排空乳汁
   E. 及时切开引流

4. 患者，男，60岁。肺源心脏病病史多年，近来呼吸困难明显，头痛、头涨，且日轻夜重，昼睡夜醒，伴局限性肌群抽搐，神志恍惚。应考虑并发了
   A. 脑疝
   B. 呼吸衰竭
   C. 脑炎
   D. 呼吸性酸中毒
   E. 肺性脑病

5. 患者，女，40岁。因患门静脉高压引起上消化道出血而行脾切除、脾肾静脉分流术，术后应取
   A. 侧卧位
   B. 半坐卧位
   C. 头低足高位
   D. 自由体位
   E. 平卧位

6. 患者，女，32岁。有风湿性心脏病病史10年，今晨突感右上、下肢活动不便，不能下床。护士发现其口角歪斜，应考虑发生了
   A. 脑出血
   B. 脑栓塞
   C. 脑血栓形成
   D. 蛛网膜下腔出血
   E. 脑肿瘤

7. 初产妇，孕足月，临产10h，ROA，胎心136次/分，宫口开大4cm，2h后再次肛诊宫口扩张无进展，应考虑为
   A. 潜伏期延长
   B. 活跃期延缓
   C. 活跃期停滞
   D. 第一产程停滞
   E. 第二产程停滞

8. 患者，男，70岁。抵抗力差，患肺炎，虽经2日抗感染及一般对症治疗，但病情仍未见明显好转。为防止病情恶化，应特别注意观察
   A. 体温变化
   B. 血压变化
   C. 呼吸系统症状变化
   D. 肺部体征变化
   E. 血白细胞变化

9. 关于颅底骨折伴脑脊液鼻漏的护理，错误的是
   A. 禁忌做腰椎穿刺
   B. 避免用力咳嗽、打喷嚏
   C. 脑脊液鼻漏者，可经鼻腔置胃管、吸痰及鼻导管给氧
   D. 在外耳道或鼻前庭疏松放置干棉球，棉球浸湿时及时更换
   E. 每天2次清洁、消毒鼻前庭或外耳道

10. 预防支气管扩张患者继发感染的关键措施是
    A. 选择广谱抗生素
    B. 口服祛痰药
    C. 使用支气管扩张剂
    D. 加强痰液引流
    E. 注射疫苗

11. 最易引起绞窄性肠梗阻的是
    A. 粘连性肠梗阻
    B. 蛔虫性肠梗阻

1

C.肠扭转

D.麻痹性肠梗阻

E.肠套叠

12.确诊宫颈癌的可靠方法是

  A.宫颈刮片

  B.宫颈和宫颈管活检

  C.阴道脱落细胞检查

  D.宫颈锥切病理检查

  E.阴道镜检查

13.麻疹的传播途径是

  A.呼吸道传播

  B.血液传播

  C.皮肤接触传播

  D.虫媒传播

  E.消化道传播

14.护理新生儿寒冷损伤综合征患儿最关键的是

  A.合理喂养

  B.监测生命体征

  C.复温

  D.预防感染

  E.观察有无脱水症状

15.低钾血症时静脉输液补钾速度一般**不超过**

  A. 10滴/分

  B. 20滴/分

  C. 30滴/分

  D. 40滴/分

  E. 60滴/分

16.高胆红素血症患儿进行光照时应

  A.裸体

  B.穿单衣、包尿布

  C.裸体、戴眼罩

  D.裸体、戴眼罩、包尿布

  E.穿单衣、包尿布、戴眼罩

17.静脉补钾的正确浓度是

  A.静脉推注0.3%氯化钾

  B.静脉滴注0.3%氯化钾

  C.静脉滴注3%氯化钾

  D.静脉推注3%氯化钾

  E.静脉滴注0.03%氯化钾

18.患儿,男,出生后3天。诊断为新生儿颅内出血,降低颅内压首选的药物是

  A.地塞米松

  B.50%葡萄糖

  C.20%甘露醇

D.25%山梨醇

E.水合氯醛

19.系统性红斑狼疮的护理,**不妥**的是

  A.保持皮肤清洁

  B.居室阳光充足

  C.避免劳累

  D.室内湿度50%~60%

  E.避免使用化妆品

20.急性胰腺炎最基本的治疗和护理措施是

  A.手术后护理

  B.使用抗生素

  C.注射阿托品

  D.禁食及胃肠减压

  E.使用糖皮质激素

21.肾切开取石术后,病人应绝对卧床休息

  A. 2天

  B. 1周

  C. 2周

  D. 3周

  E. 5周

22.发生甲状腺危象时,首选的药物是

  A.甲硫氧嘧啶

  B.丙硫氧嘧啶

  C.普萘洛尔

  D.碘化钠

  E.氢化可的松

23.妊娠高血压疾病病人发生抽搐时,首要的护理措施是

  A.使病人取头低侧卧位

  B.加床档,防止受伤

  C.观察病情,详细记录

  D.用舌钳固定舌头,防止舌咬伤及舌后坠,保持呼吸道通畅

  E.置病人于安静、暗光的单人病室

24.诊断胃癌可靠的方法是

  A.大便隐血试验

  B.消化道钡剂检查

  C. B超检查

  D.纤维胃镜检查

  E.CT检查

25.心绞痛发作时疼痛时间一般是

  A. 3~5min

  B. 15~20min

  C. 30min

  D. 1h

E.2h

26.妊娠合并心脏病与妊娠合并急性病毒性肝炎都可能引起
 A.早孕反应重
 B.易发生妊娠高血压综合征
 C.出血
 D.胎儿畸形
 E.胎儿宫内发育迟缓

27.甲状腺功能亢进病人术前准备有效的指征是
 A.情绪稳定，体重减轻，脉率<90次/分
 B.情绪稳定，体重增加，脉率<90次/分
 C.情绪稳定，体重减轻，BMR<+20%
 D.情绪稳定，体重减轻，BMR<+30%
 E.脉率降低

28.关于腹膜炎术后取半坐卧位的目的，**不正确**的是
 A.降低伤口张力
 B.有利于使脓肿局限于盆腔
 C.防止膈下感染
 D.利于肠蠕动恢复
 E.便于诊断和治疗

29.心功能Ⅲ级为
 A.体力活动不受限，日常活动不引起乏力、心悸、呼吸困难或心绞痛等症状
 B.以卧床休息为主，不允许病人下床进行排尿、排便等活动
 C.不能从事任何体力活动，休息时亦有症状，体力活动后加重
 D.应充分休息，可增加午睡时间及夜间睡眠时间，有利于下肢水肿的消退
 E.体力活动明显受限，休息时无症状，轻微的活动即可引起乏力、心悸、呼吸困难或心绞痛等症状

30.滋养细胞肿瘤患者出院时，护士指导其最佳避孕措施是
 A.安全套
 B.行绝育术
 C.放置宫内节育器
 D.安全期避孕
 E.口服药物避孕

31.患儿，女，2岁。血红蛋白65g/L，该患儿贫血的程度是
 A.正常
 B.轻度
 C.中度
 D.重度
 E.极重度

32.肿瘤放疗易损伤皮肤，护理时应
 A.热敷理疗
 B.保持皮肤清洁干燥
 C.按摩
 D.肥皂水清洗
 E.外敷消肿药膏

33.患者，女，48岁。急性右上腹阵发性绞痛，伴寒战、高热、黄疸，急诊行胆囊切除、胆总管探查、T管引流术，术后观察病人排便情况的最主要目的是
 A.判断病人对脂肪消化和吸收的能力
 B.判断病人肠道功能恢复情况
 C.判断病人胆总管通畅情况
 D.判断病人术后饮食恢复是否合适
 E.及时发现病人有无胃肠道出血

34.患者，男，27岁。胸部被刀刺伤2h，伤口与胸腔相通，出现极度呼吸困难，首选的急救措施是
 A.迅速封闭伤口
 B.立即放置胸腔闭式引流
 C.立即输血补液
 D.立即手术治疗
 E.大剂量应用抗生素

35.患者，男，40岁。因在高热环境下持续工作而产生头痛、头晕、全身乏力、多汗等症状，不久体温迅速升高到41℃，并出现颜面潮红、昏迷、休克，此时效果最佳的降温措施为
 A.冰帽
 B.静脉滴注葡萄糖盐水
 C.冬眠合剂
 D.物理降温+药物降温
 E.冰盐水灌肠

36.经产妇，足月妊娠，临产8h，宫口开大4cm，头先露，先露为棘上1cm，胎膜未破，胎心好，其目前的护理措施应首选为
 A.肥皂水灌肠
 B.人工破膜
 C.立即送产房准备接生
 D.监测生命体征
 E.行胎心监护

37.提出"五禽戏"体育疗法的医家是
 A.孙思邈
 B.张仲景
 C.淳于意
 D.华佗
 E.葛洪

38.孕妇开始自测胎动的时间应在妊娠
 A.20周
 B.24周

C. 28周

D. 30周

E. 32周

39.患者，女，45岁。因白血病行化疗，输液过程中发现药液漏入皮下，正确的处理方法是

　　A.立刻停止输液，拔除针头

　　B.立刻停止输液，用原有针头行多向强力回抽

　　C.立刻停止输液，用原有针头注入解毒剂

　　D.立刻停止输液，用冰袋冷敷

　　E.减慢滴速，用原有针头注入解毒剂

40.产妇，28岁，妊娠高血压疾病，注射硫酸镁进行治疗。如发生硫酸镁中毒，护士最先观察到

　　A.尿量减少

　　B.血压下降

　　C.抽搐

　　D.呼吸抑制

　　E.膝反射消失

41.法洛四联症患儿应保证液体摄入，预防脱水，其目的是

　　A.防止心力衰竭

　　B.防止肾衰竭

　　C.防止休克

　　D.防止血栓栓塞

　　E.防止便秘

42.急性心肌梗死患者的护理，最重要的是

　　A.心理疏导

　　B.吸氧

　　C.心电监护

　　D.监测药物不良反应

　　E.记录24小时出入量

43.患儿进行腰椎穿刺后，嘱去枕平卧的目的是防止

　　A.休克

　　B.惊厥

　　C.呕吐

　　D.头痛

　　E.脑疝

44.对佝偻病患儿的健康指导，**错误**的是

　　A.经常抱患儿到户外活动

　　B.补充维生素D

　　C.避免久坐、久站

　　D.尽早下地走路，避免下肢变形

　　E.摄入含钙多的食物

45.缺氧伴随CO_2潴留的患者适宜的给氧方式是

　　A.高压给氧

　　B.长期给氧

C.持续低流量给氧

D.间断给氧

E.酒精湿化给氧

46.心肺复苏时，首选的给药途径是

　　A.心内注射

　　B.静脉给药

　　C.肌内注射

　　D.气管内给药

　　E.口服给药

47.临床护士判断产程进展的主要依据是

　　A.宫缩规律

　　B.宫颈口扩张

　　C.胎头下降程度

　　D.胎心率加速

　　E.分娩发动时间

48.Ⅱ度羊水污染表现为

　　A.羊水呈绿色

　　B.羊水呈黄色

　　C.羊水呈黄绿色

　　D.羊水呈浑浊绿色

　　E.羊水呈浑浊黄绿色

49.枕先露分娩机制的正常顺序是

　　A.下降、衔接、内旋转、俯屈、仰伸、复位、外旋转

　　B.衔接、俯屈、内旋转、下降、仰伸、复位、外旋转

　　C.衔接、下降、俯屈、内旋转、仰伸、复位、外旋转

　　D.下降、俯屈、衔接、内旋转、仰伸、复位、外旋转

　　E.衔接、下降、内旋转、俯屈、仰伸、复位、外旋转

50.关于T管的护理措施，正确的是

　　A.下床活动时引流瓶应高于腰部

　　B.T管阻塞时可加压冲洗

　　C.胆总管下段阻塞时引流量增多

　　D.正常胆汁色泽为深绿色，较稀薄

　　E.T管造影显示通畅即可拔管

51.某男孩，9岁，独自在家时不慎发生触电，导致心搏、呼吸骤停。一名救护人员对其施行心肺复苏术，应该采取的心脏按压与人工呼吸次数之比是

　　A. 5：1

　　B. 7：1

　　C. 10：1

　　D. 13：2

　　E. 30：2

52.法洛四联症患儿缺氧发作时，护士应首先采取的处理措施是

　　A.给氧

B.协助患儿取膝胸卧位

C.遵医嘱注射地西泮

D.遵医嘱注射洋地黄

E.遵医嘱给予吗啡

53.水囊引产适用于

    A.妊娠10周以内要求终止妊娠而无禁忌证者

    B.妊娠10~14周以内要求终止妊娠而无禁忌证者

    C.妊娠15~28周以内要求终止妊娠而无禁忌证者

    D.妊娠25~32周以内要求终止妊娠而无禁忌证者

    E.妊娠32周以后要求终止妊娠而无禁忌证者

54.乳房自我检查最好在月经周期的

    A. 1~2d

    B. 3~4d

    C. 5~6d

    D. 7~10d

    E. 11~12d

55.石膏固定后，最应注意的是

    A.石膏松脱

    B.石膏变形

    C.骨折再移位

    D.压迫性溃疡

    E.血液循环障碍

56.纯母乳喂养儿的大便性状是

    A.深墨绿色便

    B.成形便

    C.稀水便

    D.黄糊状粪便

    E.蛋花汤样便

57.为了及早发现慢性心房颤动病人电复律术后的严重并发症，最主要的观察项目是

    A.体温改变

    B.血压改变

    C.意识状态的改变

    D.液体出入量的平衡情况

    E.心理反应

58.下列急性心肌梗死护理措施中最重要的是

    A.绝对卧床休息

    B.盐水灌肠，促进排便

    C.立即鼻导管吸氧

    D.高热量、低盐饮食

    E.心电监护

59.心绞痛进食过饱的严重后果是

    A.胃肠功能紊乱

    B.加重心肌供血不足

C.诱发心律失常

D.血糖升高

E.加重冠状动脉粥样硬化

60.治疗脑水肿，下列药物中哪一种最常用且效果较好

    A.地塞米松

    B.20%甘露醇

    C.25%山梨醇

    D.25%葡萄糖

    E.50%葡萄糖

61.婴儿期重点预防的疾病<u>不包括</u>

    A.佝偻病

    B.支气管肺炎

    C.营养性缺铁性贫血

    D.婴儿腹泻

    E.先天性心脏病

62.在呼吸道感染流行时为防止交叉感染，感染者应

    A.卧床休息

    B.对症处理

    C.中医中药治疗

    D.室内食醋熏蒸

    E.呼吸道隔离

63.<u>重度营养不良患儿应重点观察的内容是</u>

    A.继发感染

    B.重度贫血

    C.低血钾

    D.低血糖

    E.低血钠

64.患者，女，30岁。因黑色稀便3天入院，3天来，每日排黑色稀便2次，量约200g，病前有多年上腹部隐痛史，常有夜间痛、饥饿痛，进食可缓解。查体：贫血貌，皮肤无黄染，肝、脾肋下未触及。最可能的诊断是

    A.胃癌

    B.慢性萎缩性胃炎

    C.急性胃炎

    D.十二指肠溃疡

    E.胃溃疡

65.青年女性，近2个月来轻度咳嗽，咯白色黏痰，内带血丝。午后低热，面颊潮红，疲乏无力，常有心悸、盗汗，较前消瘦。经X线摄片检查，发现右上肺第2前肋部位有云雾状淡薄阴影，无透光区。痰菌3次检验阴性。你认为以下哪项护理措施<u>没必要</u>

    A.住院严密隔离

    B.给予高热量、高维生素、高蛋白饮食

    C.按医嘱给予抗结核药物治疗，并观察药物不良反应

    D.对病人的食具、用品、痰等进行消毒

E.做好保健指导

66.滴虫性阴道炎的治愈标准是
 A.治疗后，每次月经期前复查，连续2次均为阴性
 B.治疗后，每次月经期后复查，连续2次均为阴性
 C.治疗后，每次月经期前复查，连续3次均为阴性
 D.治疗后，每次月经期后复查，连续3次均为阴性
 E.治疗1周后，连续3次复查均为阴性

67.Ⅱ度子宫脱垂病人的主要症状是
 A.排尿困难
 B.下坠感
 C.阴道有肿物脱出
 D.阴道分泌物增多
 E.脓血性分泌物

68.发现胸腔闭式引流导管自胸部伤口脱出，应首先
 A.捏紧导管
 B.更换引流导管
 C.将引流导管重新放入伤口
 D.立即缝合引流口
 E.双手捏紧放置引流导管处皮肤

69.患者，男，22岁。车祸伤后4小时入院，检查发现骨盆骨折，右股骨干骨折。查体：血压70/50mmHg，脉搏120次/分，皮肤湿冷。应首先采取的治疗措施是
 A.骨折复位内固定
 B.石膏外固定
 C.骨盆牵引
 D.抗休克
 E.应用升压药

70.安装永久性人工心脏起搏器的病人并发室性心动过速或心室颤动时，最有效的处理措施是
 A.心前区用力捶击
 B.电击复律
 C.调节心脏起搏器频率
 D.更换心脏起搏器电池
 E.镇静

71.针对肺炎链球菌肺炎病人的护理措施，**不妥**的是
 A.气急、发绀，可给予鼻导管吸氧
 B.腹胀，鼓励做局部热敷或肛管排气
 C.进行保健指导，以防今后再次发病
 D.高热者首选使用退热药
 E.胸痛剧烈者取患侧卧位

72.患者，女，50岁。绝经3年，突然出现阴道流血，量似月经。盆腔检查子宫轻度增大，宫体稍软而均匀。
 该患者最可能患的是
 A.绒毛膜癌

B.宫颈癌
 C.子宫肌瘤
 D.子宫内膜癌
 E.宫颈息肉

73.肺源性心脏病呼吸衰竭时，严重缺氧及二氧化碳潴留，鼻导管供氧原则是
 A.低流量（1~2L/min）间断给氧
 B.中流量间断给氧
 C.高流量（6L/min）持续给氧
 D.低流量持续给氧
 E.中流量持续给氧

74.关于佝偻病的护理措施，**错误**的是
 A.经常晒太阳
 B.补充维生素D和钙剂
 C.避免久坐、久立、久行
 D.尽早下地走路，避免下肢变形
 E.补充富含维生素D和钙剂的饮食

75.缓解肺气肿病人呼吸困难的首选措施是
 A.胸腔引流
 B.通畅气道，持续低流量吸氧
 C.镇静药
 D.强心药
 E.呼吸兴奋药

76.带铜宫内节育器在临床无症状时可放置的时间是
 A.5年
 B.10年
 C.15年
 D.20年
 E.25年

77.恶性滋养细胞肿瘤阴道转移病人进行第1次阴道填塞后，取纱条的时间不宜超过
 A.12h
 B.24h
 C.36h
 D.48h
 E.72h

78.预防全身麻醉后误吸的重要措施是
 A.手术日清晨进流食
 B.手术前用药选择氯丙嗪
 C.选择静脉麻醉
 D.术前12h禁食，4h禁水
 E.术前放置胃管

79.腹部手术后病人出现呼吸困难、发绀、呼吸音减弱或消失，应首先考虑

A.切口感染

B.血胸

C.肺不张或肺炎

D.支气管炎

E.气胸

80.胎盘剥离的征象**不包括**

A.子宫收缩

B.阴道出血

C.子宫底下降

D.子宫体变硬

E.脐带自动下降

81.胃肠手术后病人可以进流食的时间是

A.腹痛消失后

B.恶心、呕吐消失后

C.食欲恢复后

D.拆线后

E.肛门排气后

82.心跳、呼吸骤停的初期复苏内容是

A.补充血容量

B.采用各种复苏药物

C.心脏按压和人工呼吸

D.用机械支持循环和呼吸

E.保护脑细胞

83.患者，女，头部外伤后昏迷3h，呕吐数次，入院时测血压150/80mmHg，脉搏70次/分，呼吸15次/分，考虑为"脑挫伤"。降低颅内压应首选

A.20%甘露醇

B.30%呋塞米

C.25%山梨醇

D.50%葡萄糖

E.利尿合剂

二、以下提供若干个案例，每个案例有若干个考题。请根据提供的信息，在每题的A、B、C、D、E五个备选答案中选择一个最佳答案，并在答题卡上按照题号，将所选答案对应字母的方框涂黑。

（84~86题共用题干）

患者，女，50岁。慢性迁延性肝炎20余年，近1个月来感全身明显乏力，食欲缺乏，腹胀，腹泻而入院。入院时查体：面色晦暗，形体消瘦，皮肤、巩膜轻度黄染，腹部膨隆，叩诊有移动性浊音。

84.病人腹部出现移动性浊音，提示

A.肝、脾大

B.卵巢囊肿

C.肠梗阻

D.腹水>1000ml

E.腹水<1000ml

85.经确诊该病人已处于肝硬化失代偿期。其腹水形成的最主要原因是

A.肝门静脉高压

B.血浆白蛋白升高

C.肝淋巴液生成过少

D.肾小球滤过率增加

E.抗利尿激素减少

86.该病人饮食上应限制摄入的是

A.钾

B.钠

C.钙

D.磷

E.镁

（87~88题共用题干）

患者，女，61岁。家属发觉近1个月来其怕冷，无力，说话声音不清，面苍白，表情减少，反应迟钝，对家中亲人淡漠、不关心，食欲明显下降，甚至厌食。到当地卫生院检查：体温36.1℃，心率56次/分，血压90/60mmHg。基础代谢率降低，黏液水肿面容。

87.若病人出现体温低于35℃、呼吸浅慢、心动过缓、血压降低、嗜睡等症状，应考虑可能发生了

A.心律失常

B.休克

C.心力衰竭

D.黏液性水肿昏迷

E.肺栓塞

88.为明确诊断该病人还应做哪项检查

A.促甲状腺激素水平检查

B.纤维支气管镜检查

C.超声心动检查

D.心电图检查

E.头部CT

（89~91题共用题干）

患者，男，65岁。因肺癌行肺叶切除术，留置胸腔闭式引流。

89.判断胸腔闭式引流是否通畅的简便方法是

A.观察引流管有无受压

B.判断引流管是否过长

C.观察引流管是否扭曲

D.观察引流管是否脱落

E.观察水封瓶内玻璃管中水柱波动情况

90.胸腔闭式引流期间要搬运此病人，正确的方法是
    A.维持引流通畅
    B.用一把止血钳夹闭引流管
    C.水封瓶不能倾斜
    D.嘱病人屏住呼吸
    E.双钳夹闭引流管，将瓶放置于病人两腿之间

91.搬运过程中水封瓶不慎破损，首先应采取的措施是
    A.将引流管反折捏紧
    B.立即报告医师
    C.重新更换水封瓶
    D.给病人吸氧
    E.拔除引流管

（92~94题共用题干）

    患者，男，40岁。体重60kg。不慎落入热水池中，被急送医院救治。查体：意识清，能合作，心率100次/分，血压120/80mmHg，面部、胸腹部、两前臂、两手、两小腿和双足烧伤。

92.该患者的烧伤面积为
    A.47%
    B.48%
    C.49%
    D.50%
    E.51%

93.烧伤后第1个24h补液中的晶体和胶体总量约为
    A.4200ml
    B.4600ml
    C.5000ml
    D.5600ml
    E.6200ml

94.在补液过程中，观察补液是否充足，最简便、可靠的临床指标是
    A.意识状况
    B.脉率
    C.尿量

    D.中心静脉压
    E.血压

    三、以下提供若干组考题，每组考题共同使用在考题前列出的A、B、C、D、E五个备选答案。请从中选择一个与考题关系最密切的答案，并在答题卡上将相应题号的相应字母所属的方框涂黑。每个备选答案可能被选择一次、多次或不被选择。

（95~96题共用备选答案）
    A.高压氧舱
    B.高浓度给氧
    C.低流量低浓度间断性给氧
    D.低流量低浓度持续性给氧
    E.酒精湿化给氧

95.急性肺水肿病人适宜的给氧方式是
96.慢性阻塞性肺疾病病人适宜的给氧方式是

（97~98题共用备选答案）
    A.禁食
    B.流质饮食
    C.半流质饮食
    D.软食
    E.普食

97.某病人，60岁，急性腹膜炎手术后。为补充营养，在肠蠕动恢复当日可给予
98.某男性病人，40岁，消化性溃疡出血。病人大量呕血时应给予

（99~100题共用备选答案）
    A.颅脑手术后
    B.腰麻手术后
    C.全身麻醉未清醒
    D.全身麻醉清醒后
    E.胸部手术后病情稳定

99.平卧6小时适用于
100.去枕平卧，头偏向一侧适用于

答案与解析

1	2	3	4	5	6	7	8	9	10
D	D	E	E	E	B	C	B	C	D

11	12	13	14	15	16	17	18	19	20
C	B	A	C	E	D	B	C	B	D

21	22	23	24	25	26	27	28	29	30
C	B	D	D	A	C	B	D	E	A

31	32	33	34	35	36	37	38	39	40
C	B	C	A	D	C	D	A	B	E

41	42	43	44	45	46	47	48	49	50
D	C	D	D	C	B	C	E	C	C

51	52	53	54	55	56	57	58	59	60
E	B	C	D	E	D	C	E	B	B

61	62	63	64	65	66	67	68	69	70
E	E	D	D	A	D	C	E	D	B

71	72	73	74	75	76	77	78	79	80
D	D	D	D	B	A	B	D	C	C

81	82	83	84	85	86	87	88	89	90
E	C	A	D	A	B	D	E	A	E	E

91	92	93	94	95	96	97	98	99	100
A	A	A	C	E	D	B	A	B	C

1.解析：结核病属Ⅳ型变态反应，初次感染结核杆菌至产生变态反应需4~8周。

2.解析：佝偻病是因缺乏维生素D所致，人体内维生素D的主要来源是皮肤内的7-脱氢胆固醇，因此预防佝偻病的关键是带患儿多晒太阳。

3.解析：该患者乳房肿块中央出现波动感，提示发生了脓肿，因此应切开引流。

4.解析：肺源性心脏病患者并发肺性脑病时会出现呼吸困难加重，夜间尤甚，常有头痛、失眠、食欲下降、白天嗜睡，甚至出现表情淡漠、神志恍惚、谵妄等表现。

5.解析：为防止分流术后血管吻合口破裂出血，48小时内应取平卧位或15°低半卧位。

6.解析：风湿性心脏病患者如栓子脱落到达大脑引起脑栓塞，患者会出现肢体活动无力、口角歪斜、抽搐等症状。

7.解析：从宫口开大3cm开始至宫口开全为活跃期，进入活跃期后，宫口不再扩张达2h以上，为活跃期停滞。

8.解析：通过监测血压，及时发现休克型肺炎的发生。

9.解析：脑脊液漏的患者，禁止鼻腔置胃管、吸痰及鼻导管给氧，防止引起颅内感染。

10.解析：加强痰液引流、保持呼吸道通畅，是预防支气管扩张患者继发感染的关键措施。

11.解析：肠扭转时，肠壁缺血坏死，容易引起绞窄性肠梗阻。

12.解析：宫颈和宫颈管活组织检查是诊断宫颈癌的最可靠方法。

13.解析：麻疹主要通过呼吸道传播。

14.解析：复温是治疗新生儿寒冷损伤综合征的关键，复温时应循序渐进、逐渐复温。

15.解析：静脉补钾时，要控制输液速度，以减少钾对血管壁的刺激，补钾速度一般不超过60滴/分。

16.解析：为了发挥蓝光照射效果，同时保护视网膜和外生殖器，光疗时应裸体、戴眼罩和包尿布。

17.解析：静脉补钾时浓度不宜过高，氯化钾浓度一般不超过0.3%，即10%的葡萄糖溶液1000ml加入氯化钾不超过30ml。浓度过高可引起心肌抑制，导致心搏骤停。禁止直接静脉推注补钾，以免血钾突然升高致心搏骤停。

18.解析：新生儿颅内出血导致颅内压增高时应降低颅内压，选用呋塞米（速尿）静脉推注，中枢性呼吸衰竭者可用小剂量20%甘露醇。

19.解析：日光照射为系统性红斑狼疮的诱因，患者应避免阳光照射，因此患者居室阳光不宜充足。

20.解析：急性胰腺炎患者首要的治疗和护理措施是禁食和胃肠减压，以减少胃酸的分泌，从而减少胰液的分泌。

21.解析：肾切开取石术后，患者应绝对卧床休息2周，防止出血。

22.解析：发生甲状腺危象时，应迅速减少甲状腺激素合成及外周组织中T_4转化为T_3，首选丙硫氧嘧啶。

23.解析：妊娠高血压疾病病人发生抽搐，应在口腔内放置牙垫等，防止舌咬伤。

24.解析：纤维胃镜检查可在直视下观察病变部位性质，并取黏膜做活组织检查，是目前胃癌最可靠的诊断手段。

25.解析：心绞痛出现心前区疼痛3~5min可缓解，一般不超过15min。

26.解析：妊娠合并心脏病与妊娠合并急性病毒性肝炎都可能引起产后出血。

27.解析：甲亢患者使用药物治疗后情绪稳定，睡眠良好，体重增加，脉率每分钟90次以下，脉压恢复正常，基础代谢率在+20%以下便可进行手术。

28.解析：腹膜炎术后取半坐卧位不会加快胃肠蠕动，鼓励患者早期下床活动才可促进肠蠕动恢复。

29.解析：心功能Ⅲ级的患者体力活动明显受限，休息时无症状，小于平时一般的活动即可出现心悸、呼吸困难等症状，休息较长时间后症状可缓解。

30.解析：滋养细胞肿瘤患者出院时，护士应指导患者坚持避孕1年，避孕方法首选安全套或阴道隔膜。

31.解析：贫血的分度为：轻度：90~120g/L；中度：60~90g/L；重度：30~60g/L；极重度：<30g/L。

32.解析：肿瘤患者放疗时可引起皮肤反应，出现湿反应，护理时应注意保持皮肤清洁干燥。

33.解析：T管引流术后应注意观察患者排便情况，以监测胆汁是否顺利地进入肠道，如大便颜色正常，提示胆总管下端通畅。

34.解析：开放性气胸的首要处理措施是立即封闭伤口。

35.解析：该患者考虑为热射病，应迅速采取各种降温措施，如物理降温和药物降温。

36.解析：经产妇临产8h，宫口已开，即将进入第二产程，因此需立即入产房准备生产。

37.解析：五禽戏是由我国后汉著名医学家华佗模仿虎、鹿、熊、猿、鸟（鹤）5种动物的姿态和动作而创编的一套强身健体的体育疗法。

38.解析：孕妇于妊娠18~20周时开始自测胎动。

39.解析：化疗药物渗入皮下时，应立刻停止输液，不要拔出针头，尽力回抽渗入皮下的药液。

40.解析：硫酸镁中毒时，最先出现的反应是膝反射消失。

41.解析：法洛四联症患儿由于持续缺氧，造成红细胞和血红蛋白代偿性增多，血液黏稠。护士应给患儿多喂水，保证液体摄入，预防脱水引起血液黏稠形成血栓。

42.解析：急性心肌梗死患者容易发生室性心律失常，特别是心室颤动，是患者死亡的主要原因，因此最重要的护理是心电监护。

43.解析：患儿进行腰椎穿刺后，应去枕平卧6~8小时，防止颅内压降低引起头痛。

44.解析：佝偻病患儿由于骨骼畸形，应避免过早地行走、避免久站，以免加重骨骼畸形。

45.解析：对缺氧伴随CO_2潴留的Ⅱ型呼吸衰竭病人应给予低浓度（25%~29%）、低流量（1~2L/min）持续吸氧，以免缺氧纠正过快引起呼吸中枢抑制。

46.解析：心肺复苏时首选外周静脉给药。

47.解析：临床上以观察胎头下降程度作为判断产程进展的重要标志。

48.解析：羊水胎粪污染分为3度：Ⅰ度为浅绿色；Ⅱ度为黄绿色，浑浊；Ⅲ度为棕黄色，稠厚。

49.解析：枕先露分娩机制的正常顺序为：衔接、下降、俯屈、内旋转、仰伸、复位、外旋转。

50.解析：T管病人下床活动时，引流瓶应低于腰部；T管阻塞时，不可加压冲洗；正常胆汁色泽为深绿色，较稠厚；T管造影显示通畅，仍要引流几天再拔管。

51.解析：无论单人还是双人心肺复苏，心脏按压与人工呼吸次数之比均为30：2。

52.解析：法洛四联症患儿缺氧发作时，护士应协助患儿取膝胸卧位，减轻缺氧症状。

53.解析：妊娠13周至不足28周之间，用人工方法终止妊娠为中期妊娠终止。在妊娠13~14周期间常用钳刮术，15~28周妊娠者引产需住院水囊引产。

54.解析：定期的乳房自检有助于早期发现病变。检查最好在月经结束后的2~3日或选在月经周期的第7~10天。

55.解析：石膏固定后，患肢抬高，以促进静脉血液回流，同时注意观察肢体远端颜色、温度、感觉和运动，防止局部血液循环障碍。

56.解析：纯母乳喂养儿的粪便呈黄色或金黄色均匀糊状，偶有细小乳凝块，不臭，有酸味，排便2~4次/日。

57.解析：慢性心房颤动患者电复律术后通过观察患者的意识状态，可发现严重并发症，如心室颤动、脑栓塞等。

58.解析：急性心肌梗死发作后应进行心电、血压、呼吸监护，密切观察患者生命体征变化和心功能变化，防止并发症的发生。

59.解析：心绞痛病人宜少食多餐，不宜过饱，以免加重心肌缺血。

60.解析：甘露醇溶液性质稳定，脱水作用强，反跳现象轻，是目前应用最广泛的渗透性脱水剂，为治疗脑水肿的首选药。

61.解析：先天性心脏病因遗传因素和宫内感染引起，应在妊娠早期重点预防。

62.解析：为避免交叉感染，应注意隔离病人，减少探视。

63.解析：重点观察重度营养不良患儿出现低血糖的情况，表现为冷汗、肢冷、脉弱、血压下降等。

64.解析：患者有多年上腹部隐痛史，常有夜间痛、饥饿痛，进食可缓解，符合十二指肠溃疡的疼痛特点。

65.解析：该患者3次痰菌检验均为阴性，说明目前无传染性，不必隔离。

66.解析：滴虫性阴道炎常在月经期后复发，治疗后在每次月经干净后复查1次，连续3个月经周期均为阴性，方为治愈。

67.解析：轻度子宫脱垂一般无自觉症状。Ⅱ、Ⅲ度子宫脱垂患者外阴有"肿物"脱出，行动不便，轻者卧床后"肿物消失"，重者"肿物"一直存在，不可还纳。

68.解析：引流管脱出后会形成开放性气胸，因此应立即捏紧皮肤，封闭伤口。

69.解析：患者车祸后出现骨盆骨折，右股骨干骨折，血压70/50mmHg，脉搏120次/分，皮肤湿冷，提示患者发生了休克，因此应首先采取的治疗措施是抗休克。

70.解析：安装永久性人工心脏起搏器的患者并发室性心动过速或心室颤动时，应立即进行电击复律。

71.解析：肺炎链球菌肺炎患者出现高热时，应首选物理降温，必要时可使用小剂量的退热药。

72.解析：绝经后女性出现阴道流血，子宫增大变软，考虑为子宫内膜癌。

73.解析：肺源性心脏病患者出现严重缺氧及二氧化碳潴留，应低流量、低浓度持续性给氧。

74.解析：佝偻病患儿如过早坐、站或走路，易导致脊柱和下肢变形，形成"O"型腿或"X"型腿。

75.解析：肺气肿患者出现呼吸困难时，应促进排痰，保持气道通畅，同时低流量、低浓度持续性给氧。

76.解析：不锈钢金属节育器可放置20年；塑料或硅胶节育器可放置3~5年；带铜节育器可放置3~5年；有铜套时可放置10~15年；带孕酮节育器一般可放置10年。

77.解析：恶性滋养细胞肿瘤阴道转移病人进行第1次阴道填塞后应于24h取出纱布及更换。

78.解析：患者术前应禁食12小时，禁水4小时，防止麻醉过程中呕吐、误吸。

79.解析：腹部手术后的患者出现呼吸困难、发绀、呼吸音减弱或消失，考虑为肺不张或肺炎。

80.解析：胎盘剥离征象：子宫体变硬呈球形，子宫底升高达脐上；阴道突然流出大量血液；剥离的胎盘至子宫下段，阴道口外露的一段脐带自行延长；用手掌尺侧在产妇耻骨联合上方轻压子宫下段，子宫体上升而外露的脐带不再回缩。

81.解析：胃肠道疾病手术后患者胃肠开始蠕动，肛门恢复排气后，即可开始进流质饮食。

82.解析：心跳、呼吸骤停的初期复苏主要是基础生命支持，即胸外心脏按压、开放气道和人工呼吸。

83.解析：脑挫裂伤的患者出现颅内压增高时，首选20%甘露醇利尿脱水，降低颅内压。

84.解析：肝硬化患者腹部出现移动性浊音，提示腹腔内腹水在1000ml以上。

85.解析：肝硬化患者腹水形成的主要原因是门静脉压升高，造成水分漏入腹腔。

86.解析：肝硬化伴腹水的患者应限制水、钠的摄入，限制钠盐500~800mg/d（氯化钠1.2~2.0g/d），进水量每天限制在1000ml左右。

87.解析：黏液性水肿昏迷表现为进行性无力，逐渐由嗜睡进展到木僵、昏迷，低体温，低通气，低血糖，低钠血症，心动过缓，水中毒，甚至出现血压降低、休克等危及生命。

88.解析：黏液性水肿昏迷见于甲减。为明确诊断，患者应做促甲状腺激素水平检查。

89.解析：水封瓶内玻璃管中水柱上下波动，说明引流通畅。

90.解析：为防止引流管脱落引起气胸，要求先用双钳夹闭引流管，待搬运结束，再打开止血钳。

91.解析：水封瓶不慎破损，为防止空气进入胸膜腔形成开放性气胸，应将引流管反折捏紧。

92.解析：面部为3%，胸腹部为13%，两前臂为6%，两手为5%，两小腿为13%，双足为7%，合计为47%。

93.解析：第1个24h补液中的晶体和胶体总量约为47×60×1.5=4230（ml），故选A。

94.解析：尿量是观察补液是否充足的最简单、可靠的临床指标。

95.解析：发生急性肺水肿时应立即给予患者高流量鼻导管吸氧，氧流量6~8L/min，在吸氧的同时加入20%~30%乙醇将氧气湿化，使肺泡内泡沫表面张力降低而破裂消散，增加气体交换面积。

96.解析：慢性阻塞性肺疾病患者应低流量低浓度持续性给氧。

97.解析：急腹症患者术后肠蠕动恢复后应给予流质饮食。

98.解析：消化性溃疡患者大出血呕血时应禁食，防止呕吐引起窒息。

99.解析：腰麻手术后，患者应去枕平卧6~8小时，防止颅内压降低引起头痛。

100.解析：全身麻醉未清醒时，患者应去枕平卧，头偏向一侧，防止呕吐物误吸。

2024

护理学(中级)

单科 一次过

全真模拟试卷与解析
——专业实践能力

全真模拟试卷(五)

全国卫生专业技术资格考试研究专家组 编写

中国健康传媒集团

中国医药科技出版社

内 容 提 要

　　本书根据最新考试大纲要求，通过分析历年考试真题，并在研究命题规律的基础上精心编写而成。供考生进行模拟自测，梳理对知识点的掌握程度，顺利通关考试。本套试卷分为试题和答案及解析两大部分，以便学生自测后核对答案。试卷中题型、题量及题目难易程度与考试真题保持高度一致，考生根据自己未通过的科目选择相应的试卷即可。

图书在版编目（CIP）数据

护理学（中级）单科一次过全真模拟试卷与解析．专业实践能力／全国卫生专业技术资格考试研究专家组编写．—北京：中国医药科技出版社，2023.8

（护考应急包：中级）

ISBN 978-7-5214-3875-8

Ⅰ.①护… Ⅱ.①全… Ⅲ.①护理学—资格考试—题解 Ⅳ.①R47-44

中国国家版本馆CIP数据核字（2023）第074546号

美术编辑 陈君杞
版式设计 南博文化

出版 **中国健康传媒集团** ｜ 中国医药科技出版社

地址 北京市海淀区文慧园北路甲22号

邮编 100082

电话 发行：010-62227427 邮购：010-62236938

网址 www.cmstp.com

规格 889×1194mm $\frac{1}{16}$

印张 6

字数 215千字

版次 2023年8月第1版

印次 2023年8月第1次印刷

印刷 北京紫瑞利印刷有限公司

经销 全国各地新华书店

书号 ISBN 978-7-5214-3875-8

定价 **25.00 元**

获取新书信息、投稿、为图书纠错，请扫码联系我们。

试题部分

一、以下每一道考题下面有A、B、C、D、E五个备选答案，请从中选择一个最佳答案，并在答题卡上将相应题号的相应字母所属的方框涂黑。

1.心跳骤停初期复苏的方法是
　　A.补充血容量
　　B.人工呼吸和心脏按压
　　C.应用复苏药物
　　D.保护脑细胞
　　E.电除颤

2.给予癫痫持续状态患者静注地西泮时，应重点观察的是
　　A.有无胃肠道反应
　　B.血压降低情况
　　C.眼球震颤
　　D.呼吸抑制
　　E.共济失调

3.患者，女，25岁。已婚未育，现妊娠7周，要求终止妊娠。最常用且较安全的方法是
　　A.人工流产钳刮术
　　B.药物流产
　　C.静脉滴注催产素引产
　　D.水囊引产
　　E.利凡诺引产

4.破伤风患者清洗伤口时使用的冲洗溶液是
　　A.3%过氧化氢溶液
　　B.1%碳酸氢钠溶液
　　C.10%水合氯醛溶液
　　D.1%有效氯溶液
　　E.10%过氧乙酸溶液

5.良性前列腺增生的临床表现不包括
　　A.进行性排尿困难
　　B.夜尿次数增多
　　C.无痛血尿
　　D.尿潴留
　　E.尿急

6.三度房室传导阻滞伴阿-斯综合征的治疗方法是
　　A.阿托品
　　B.异丙肾上腺素
　　C.安装人工心脏起搏器
　　D.麻黄素

E.电复律

7."用寒远寒"是指
　　A.虚寒证慎用寒凉药
　　B.实寒证忌用寒凉药
　　C.寒热错杂证慎用寒凉药
　　D.阳虚证慎用寒凉药
　　E.气候寒冷时慎用寒凉药

8.急性出血坏死性胰腺炎的主要表现不包括
　　A.腹痛
　　B.腹胀
　　C.低血糖
　　D.腹膜炎
　　E.休克

9.指导缺铁性贫血患者服用铁剂治疗时，错误的内容是
　　A.从小剂量开始
　　B.在餐前服药
　　C.避免与牛奶同服
　　D.告知患者服药后会有黑便
　　E.血红蛋白恢复正常后仍需用药

10.胎膜早破，胎先露尚未衔接者，护理措施中错误的是
　　A.绝对卧床休息
　　B.头高臀低位
　　C.监测胎心
　　D.指导孕妇自测胎动
　　E.观察羊水情况

11.法洛四联症X线检查可见
　　A.肺动脉段突出
　　B.心影呈靴形
　　C.肺门血管影增粗
　　D.肺纹理增多
　　E.透光度减弱

12.子宫峡部下界为
　　A.组织学内口
　　B.组织学外口
　　C.解剖学内口
　　D.解剖学外口
　　E.移行带区

13.正常情况下，一次月经的平均出血量大约为
　　A.10ml

B. 20ml

C. 50ml

D. 80ml

E. 100ml

14.肿瘤病人化疗期间，最主要的观察项目是

A.脱发程度

B.进食情况

C.肠道功能

D.皮肤损害

E.血常规

15.与椎管内麻醉后头痛的特点**不相符**的是

A.可发生在穿刺后6~12小时

B.疼痛常位于额部

C.大多数病人在4天内症状消失

D.抬头时头痛加重

E.常发生在病人术后第一次起床活动时

16.护士观察到原发性肝癌患者突然出现剧烈腹痛，弥漫全腹，腹肌紧张，应首先考虑其最可能发生了

A.上消化道出血

B.继发肠道感染

C.癌结节破裂出血

D.癌肿转移

E.胃肠穿孔

17.关于小儿注射疫苗的叙述，正确的是

A.注射所有疫苗常规使用碘酊及酒精消毒皮肤

B.注射疫苗最好在饭前进行

C.安瓿内剩余药可用无菌纱布覆盖保存4小时

D.注射活疫苗时只用酒精消毒皮肤

E.小儿低热不影响注射疫苗

18.小儿断奶方法正确的是

A.断奶应果断，一次完成

B.断奶最迟不晚于2岁

C.一般在生后10~12个月断奶

D.断奶最好在夏季进行

E.10个月后逐渐添加辅食

19.食管癌进展期主要的临床表现是

A.进行性吞咽困难

B.进行性消瘦

C.进食后呕吐

D.进食后胸骨后疼痛

E.进食后呛咳

20.静脉注射去甲柔红霉素时药液外渗，**不正确**的处理措施是

A.尽量回抽局部渗液

B.局部用利多卡因封闭

C.25%硫酸镁湿敷

D.局部热敷

E.抬高患肢

21.脑梗死患者进行溶栓治疗的过程中，最常见的严重不良反应是

A.急性肾衰竭

B.肝损害

C.心力衰竭

D.广泛出血

E.脑水肿

22.下列**不属于**脑震荡病人的临床表现的是

A.伤后立即出现短暂的意识丧失

B.一般持续时间不超过30分钟

C.意识恢复后，对受伤时的情况记忆清楚

D.清醒后常有头痛、头晕、情绪不稳定等症状

E.神经系统检查无明显阳性体征

23.长期应用肾上腺皮质激素治疗系统性红斑狼疮者需要补钙，其目的是防止

A.高血压

B.精神兴奋

C.肾脏损伤

D.继发感染

E.股骨头坏死

24.**不属于**21-三体综合征患儿护理措施的是

A.限制活动

B.加强生活照顾

C.培养自理能力

D.保持皮肤清洁干燥

E.定期随访，遗传咨询

25.经皮肝穿刺胆管造影前注射维生素K的主要目的是

A.防止胆绞痛

B.防止胆汁漏出

C.预防出血

D.预防感染

E.预防腹膜炎

26.暴露疗法要求室温

A. 16~20℃

B. 20~24℃

C. 24~28℃

D. 28~32℃

E. 32~36℃

27.洋地黄类药物中毒最重要的临床表现是

A.室早二联律

B.奔马律

C.黄视、绿视

D.恶心、呕吐

E.头痛、倦怠

28.护士给心衰患者发放地高辛之前，应先数心率，若心率低于多少时应暂停给药

　　A.100次/分

　　B.90次/分

　　C.80次/分

　　D.70次/分

　　E.60次/分

29.急性肾衰竭患者少尿期或无尿期最关键的治疗措施是

　　A.注意补钾

　　B.纠正碱中毒

　　C.补充血容量

　　D.严格限制入量

　　E.增加胶体渗透压

30.对预防急性胰腺炎有重要意义的措施是

　　A.注意饮食卫生

　　B.经常应用抗生素

　　C.经常服用消化酶类药物

　　D.控制糖尿病

　　E.防治胆道疾病

31.动脉粥样硬化病人饮食中无须限制的是

　　A.蛋白质饮食

　　B.胆固醇饮食

　　C.高糖饮食

　　D.脂肪饮食

　　E.高钠饮食

32.关于骨牵引的护理，**错误**的叙述是

　　A.床尾或床头抬高15~30cm

　　B.牵引针不可左右移动

　　C.及时去除牵引针孔的血痂

　　D.维持肢体在整复或固定的位置

　　E.鼓励患者进行功能锻炼

33.尿道损伤后，预防尿道狭窄的有效措施是

　　A.用大号导尿管

　　B.延迟拔尿管时间

　　C.拔尿管后嘱病人多饮水

　　D.拔尿管后定期行尿道扩张术

　　E.拔尿管后指导病人行肛门括约肌舒缩练习

34.产后出血的护理措施**不包括**

　　A.宫缩乏力性出血者，立即按摩子宫

　　B.失血过多，遵医嘱补充血容量

C.胎盘部分残留，需徒手剥离取出

D.产后出血高危者，做好输血输液准备

E.软产道损伤造成的出血，及时做好缝合准备

35.心肌梗死病人活动时，心率增加次数的安全范围为

　　A.<10次/分

　　B.10~20次/分

　　C.20~30次/分

　　D.30~40次/分

　　E.>40次/分

36.异位妊娠破裂多见于

　　A.宫颈妊娠

　　B.输卵管峡部妊娠

　　C.输卵管壶腹部妊娠

　　D.输卵管伞部妊娠

　　E.输卵管间质部妊娠

37.关于妇科化疗患者的护理措施，**不正确**的叙述是

　　A.鼓励家属探视，以加强患者的社会支持

　　B.建议患者采用软毛牙刷刷牙，并用盐水漱口

　　C.鼓励患者多咀嚼，以促进唾液的分泌

　　D.发现药液外渗时，应立即停止用药

　　E.密切监护患者有无出血倾向

38.关于妇科腹部手术病人的术前护理措施，**不正确**的是

　　A.术前教会患者有效咳嗽

　　B.术前应彻底清洁脐部

　　C.术前1晚应询问患者有无月经来潮

　　D.术前1天进行阴道冲洗以清洁阴道

　　E.术前常规在宫颈及阴道穹窿涂甲紫

39.对高渗性脱水病人进行输液治疗时，应首先输入

　　A.等渗盐溶液

　　B.5%葡萄糖溶液

　　C.平衡液

　　D.右旋糖酐溶液

　　E.林格液

40.慢性阻塞性肺气肿患者恢复期，长期家庭氧疗的指征**不包括**

　　A.PaO_2 52mmHg，$PaCO_2$ 54mmHg

　　B.PaO_2 52mmHg，$PaCO_2$ 40mmHg

　　C.SaO_2 90%，$PaCO_2$ 40mmHg

　　D.PaO_2 58mmHg，有肺动脉高压

　　E.PaO_2 58mmHg，有心力衰竭、水肿

41.关于结肠癌术前肠道准备的叙述，正确的是

　　A.术前3天禁食

　　B.术前3天每晚肥皂水灌肠

　　C.术前3天口服肠道抗菌药

D.术前3天晚清洁灌肠

E.术前1天口服硫酸镁

42.类风湿关节炎活动期患者的护理措施，**错误**的是

    A.卧床休息期间注意保持关节功能位

    B.活动期发热或关节肿胀明显时卧床休息

    C.可短时间制动

    D.可进行治疗性锻炼

    E.病情缓解时进行功能锻炼

43.尿酸结石病人应禁食的是

    A.牛奶

    B.芦笋

    C.动物内脏

    D.豆制品

    E.菠菜

44.对于肝功能不全的患者，选择肠外营养液时，宜含有的物质是

    A.双肽

    B.精氨酸

    C.谷氨酸

    D.支链氨基酸

    E.芳香族氨基酸

45.乳腺癌根治术后，预防皮下积液的主要措施是

    A.半坐卧位

    B.患肢制动

    C.胸带加压包扎

    D.切口用沙袋压迫

    E.皮瓣下置管引流

46.地中海贫血的主要病因是

    A.红细胞丢失过多

    B.红细胞酶缺乏

    C.血红蛋白合成或结构异常

    D.体内存在破坏红细胞的抗体

    E.脾功能亢进

47.患者，男，18岁。患1型糖尿病多年，近日因血糖控制不理想，胰岛素用量每餐增加2U。患者自述注射胰岛素后4~5小时，有心慌、出汗、软弱无力感。此时，该患者最可能出现了

    A.过敏反应

    B.低血糖反应

    C.自主神经功能紊乱

    D.心律失常

    E.虚脱

48.患者，女，32岁。婚后5年未孕，采用辅助生殖技术助孕。注射绒毛膜促性腺激素8天后，出现腹部胀痛，呼

吸受限。B超：腹水，卵巢直径16cm。最可能的诊断是

    A.卵巢过度刺激综合征

    B.输卵管癌

    C.子宫癌

    D.卵巢癌

    E.肝硬化

49.患者，男，28岁。受凉后突起畏寒、发热，T 39.2℃，左侧胸痛伴咳嗽，咳少量铁锈色痰，胸部X线摄片示左下肺野大片阴影。最可能的诊断是

    A.结核性胸膜炎

    B.肺炎球菌肺炎

    C.金黄色葡萄球菌肺炎

    D.原发性支气管肺癌

    E.急性吸入性肺脓肿

50.患者，男，48岁。搬重物时突感腰部疼痛伴右下肢放射性疼痛3小时来诊。查体：腰部曲度变直，左小腿外侧皮肤痛觉减退，双下肢肌力无异常，双膝、踝反射（++），右腿直腿抬高试验40°（+），X线片无明显异常。处理措施**错误**的是

    A.绝对卧床休息3周，3周后戴腰围下床活动

    B.理疗，推拿、按摩缓解痉挛和疼痛

    C.必要时行牵引治疗

    D.3个月内不做弯腰动作

    E.立即手术治疗

51.患者，女，40岁。近日诊断患有十二指肠溃疡。治疗原则**不包括**

    A.消除病因

    B.控制症状

    C.促进愈合

    D.预防复发

    E.尽早手术根治

52.患者，男，54岁。外伤性肠穿孔修补术后第2天，腹胀明显，肠蠕动未恢复。目前最重要的处理措施是

    A.半坐卧位

    B.禁食、输液

    C.肛管排气

    D.胃肠减压

    E.针刺穴位

53.患者，女，28岁。甲状腺功能亢进病史1年，因感染出现意识模糊。查体：T 39.2℃，P 180次/分。诊断为甲状腺危象入院。首选的治疗药物是

    A.甲硫咪唑

    B.丙硫氧嘧啶

    C.卡比马唑

D.普萘洛尔

E.放射性^{131}碘

54.患者，男，27岁。胸部被刀刺伤2小时，创口与胸腔相通，出现极度呼吸困难。首选的急救措施是

　　A.迅速封闭伤口

　　B.立即行胸腔闭式引流

　　C.立即输血补液

　　D.立即手术治疗

　　E.大剂量应用抗生素

55.患儿，男，出生后7天。因皮肤黄染5天入院。查体：患儿精神状态佳，颜面及巩膜黄染，胎便为墨绿色，小便正常。实验室检查：血胆红素230μmol/L。该患儿的初步诊断是

　　A.新生儿缺血缺氧性脑病

　　B.新生儿颅内出血

　　C.新生儿败血症

　　D.生理性黄疸

　　E.病理性黄疸

56.患者，女，34岁。停经40天，末次月经为2018年2月12日。查体：T 36.5℃，P 80次/分，R 20次/分，BP 120/90mmHg，SpO$_2$ 98%，腹部超声可见胎囊，尿妊娠试验阳性。下列叙述**不正确**的是

　　A.可能的诊断是早期妊娠

　　B.预产期是2018年11月19日

　　C.属于高龄产妇，应定期复查

　　D.现在应避免性生活

　　E.现在可采用舒适卧位

57.患者，男，39岁。吸烟10年。行走中左下肢间断疼痛1个月。查体：左足趾色泽苍白，温度稍低，足背动脉搏动减弱。针对此患者，护理措施**不恰当**的是

　　A.置热水袋于足底保暖

　　B.下肢保暖

　　C.遵医嘱给予镇痛药物

　　D.每日数次Buerger运动

　　E.戒烟

58.患者，男，25岁。右胫腓骨骨折，行石膏固定，10小时后右足趾明显肿胀、青紫，活动差，感觉麻木，剧烈疼痛，去除石膏，见右小腿肿胀明显，皮温高，有水疱。此时应警惕患者出现了

　　A.腓总神经损伤

　　B.胫动脉损伤

　　C.骨折断端移位

　　D.骨筋膜室综合征

　　E.石膏综合征

59.某高龄初产妇，孕期骨盆测量正常范围，已行剖宫产术，胎儿3800g。术后护理**不正确**的是

　　A.指导产妇咳嗽、翻身时轻按腹部两侧

　　B.必要时给止痛剂

　　C.术后第3天取半坐卧位

　　D.肛门未排气前避免进食糖、牛奶等

　　E.腹部系腹带

60.患者，女，30岁。外阴瘙痒，白带增多。实验室检查：白带找到滴虫。**不应**选用的冲洗液是

　　A.2%~4%碳酸氢钠溶液

　　B.1%乳酸溶液

　　C.0.1%苯扎溴铵溶液

　　D.1∶5000高锰酸钾溶液

　　E.0.5%醋酸溶液

61.患者，男，36岁。自诉6天前畏寒、发热、乏力、厌油、恶心、呕吐，故来就诊。查体：巩膜、皮肤黄染，触诊肝脏肿大、质软，有轻压痛及叩击痛。实验室检查：血清胆红素、转氨酶升高，尿胆红素阳性。最可能的诊断是

　　A.甲型肝炎

　　B.急性黄疸型肝炎

　　C.急性无黄疸型肝炎

　　D.重型肝炎

　　E.丙型肝炎

62.某孕妇，35岁，妊娠36周。排便时，突然全身抽搐，持续约1分钟，家人立即将其送往医院。查体：血压170/108mmHg，下肢水肿（++），胎头先露，胎心率150次/分，有不规律宫缩。**错误**的处理措施是

　　A.遵医嘱应用硫酸镁治疗

　　B.静脉滴注硫酸镁，速度以4g/h为宜

　　C.应在孕妇清醒后12~24小时内引产

　　D.应安置在宽敞、安静的病房

　　E.抽搐时应给予头低侧卧位

63.患者，男，60岁。大便后突发右手无力，讲话不清，约1h后昏迷。查体：浅昏迷，瞳孔等大，血压220/108mmHg，右侧肢体瘫痪，肌张力低，腱反射未引出，右侧巴氏征阳性。最可能的诊断是

　　A.脑出血

　　B.脑栓塞

　　C.脑血栓形成

　　D.脑梗死

　　E.蛛网膜下腔出血

64.患者，女，35岁。因乏力、腰部疼痛、水肿就诊。尿液检查：蛋白（++），红细胞5~10/HP，白细胞2~3/HP，颗粒管型0~2/HP。查体时最可能发现水肿的部位是

　　A.眼睑和颜面部

B.足背和踝部

C.臀部和阴部

D.手背和腕部

E.胸壁和腹壁

65.患者，女，26岁。因发热伴尿频、尿急、尿痛3天入院。查体：T 38.6℃，P 90次/分，R 20次/分，BP 126/75mmHg，双下肢无水肿。最可能的诊断是

A.急性肾盂肾炎

B.急性肾小球肾炎

C.慢性肾小球肾炎

D.肾病综合征

E.肾衰竭

66.初产妇，29岁，宫口扩张6cm，胎心136次/分。护理措施中正确的是

A.左侧卧位

B.绝对卧床休息

C.温肥皂水灌肠

D.每4~6小时排尿1次

E.每30分钟检查1次宫颈扩张和胎头下降情况

67.患者，女，48岁。反复发作上腹部疼痛5年，突发急性腹痛5小时，体温37.9℃，急性面容，上腹部剧烈疼痛，恶心、呕吐，呕吐物为胃内容物。查体：腹膜刺激征阳性，呈板状腹。立位腹平片可见膈下有游离气体。该患者最可能发生了

A.阑尾炎

B.胆汁性腹膜炎

C.盆腔脓肿

D.胆囊炎

E.十二指肠穿孔

68.患者，女，27岁。因车祸致腹部开放性损伤，伴部分肠管脱出，最佳的处理方法是

A.敞开伤口，急诊手术

B.用消毒棉垫加压包扎

C.尽快将肠管回纳

D.用凡士林纱布覆盖，腹带包扎

E.用等渗盐水无菌纱布覆盖并妥善保护

69.患者，女，26岁。平时月经规则，现停经2个月，有恶心、呕吐。昨日阴道流血量多于月经量，轻微腹痛。妇检：宫颈口扩张，有血液不断自宫颈口内流出，子宫大小小于停经月份，质软，活动，有压痛，附件未见异常。尿妊娠试验（+）。应采取的护理措施是

A.加强保胎措施和心理护理

B.按先兆流产护理

C.嘱患者继续观察出血情况

D.按完全流产护理

E.按不全流产护理

70.患儿，男，10岁。家属代诉2天前患儿出现低热、咽痛、咳嗽、全身不适。昨天突发寒战、高热，体温40℃，诉头痛，精神萎靡，关节疼痛，食欲不振，呕吐。今天头痛加剧，喷射状呕吐，烦躁不安，畏光，颈后部及全身疼痛。查体：脑膜刺激征阳性。实验室检查：血常规提示白细胞计数显著增加。脑脊液检查示压力明显升高，外观呈米汤样，蛋白质含量增高，糖和氯化物明显减少。最可能的诊断是

A.化脓性脑膜炎

B.流行性乙型脑炎

C.流行性脑脊髓膜炎

D.结核性脑膜炎

E.中枢神经系统感染

二、以下提供若干组考题，每组考题共同使用在考题前列出的A、B、C、D、E五个备选答案。请从中选择一个与考题关系最密切的答案，并在答题卡上将相应题号的相应字母所属的方框涂黑。每个备选答案可能被选择一次、多次或不被选择。

（71~72题共用备选答案）

A.呕大量鲜红色血液

B.柏油样大便

C.大便潜血试验持续阳性

D.黏液脓血便

E.长期反复解鲜红色血便

71.食管胃底静脉曲张破裂大出血最常见的症状是

72.十二指肠球部溃疡并活动性出血最常见的症状是

（73~74题共用备选答案）

A.3kg

B.4kg

C.6kg

D.7kg

E.9kg

73.正常1个月小儿平均体重应为

74.正常3个月小儿平均体重应为

（75~76题共用备选答案）

A.咯血

B.肺性脑病

C.心律失常

D.自发性气胸

E.感染性休克

75.慢性阻塞性肺气肿呼吸衰竭患者主要的潜在并发症是

76.支气管哮喘患者主要的潜在并发症是

（77~78题共用备选答案）

A.高热惊厥

B.低血糖

C.化脓性脑膜炎

D.癫痫

E.手足搐搦症

77.患儿，男，6个月。因发热、咳嗽1天，惊厥3次入院。查体：体温37.8℃，咽部充血，颅骨软化，前囟平坦。该患儿惊厥的原因可能是

78.患儿，男，8个月。急性上呼吸道感染发热，体温39.8℃，突然出现双眼凝视，意识丧失，全身抽搐。该患儿惊厥的原因可能是

（79~81题共用备选答案）

A.16周末

B.20周末

C.24周末

D.28周末

E.32周末

79.宫底高度在脐与剑突之间，妊娠周数应是

80.宫底高度在脐耻之间，妊娠周数应是

81.宫底高度在脐上1横指，妊娠周数应是

（82~83题共用备选答案）

A.阵发性绞痛

B.持续性钝痛

C.刀割样锐痛

D.钻顶样剧痛

E.持续性痛阵发性加剧

82.空腔脏器梗阻的疼痛性质为

83.溃疡病穿孔的疼痛性质为

三、以下提供若干个案例，每个案例有若干个考题。请根据提供的信息，在每题的A、B、C、D、E五个备选答案中选择一个最佳答案，并在答题卡上按照题号，将所选答案对应字母的方框涂黑。

（84~86题共用题干）

患儿，男，7个月。腹泻2天，每天10余次黄色稀水便，体重6kg，精神萎靡，皮肤弹性极差，前囟及眼窝明显凹陷，肢冷，血压偏低，口渴不明显，尿量极少。实验室检查：血清钠125 mmol/L。

84.患儿脱水的性质和程度为

A.中度等渗性脱水

B.中度低渗性脱水

C.重度等渗性脱水

D.重度低渗性脱水

E.重度高渗性脱水

85.该患儿第1天补液首选的液体种类及量应是

A.2/3张含钠液120~150ml/kg

B.2∶1等张含钠液20ml/kg

C.2∶1等张含钠液180ml/kg

D.2/3张含钠液20ml/kg

E.1/2张含钠液120~150ml/kg

86.护理措施**错误**的是

A.记录排便次数、量及性状

B.记录24小时出入液量

C.记录第1次排尿时间

D.补液速度为每小时5~8ml/kg

E.观察尿量及脱水是否纠正

（87~88题共用题干）

患者，女，28岁。已婚未孕，阴道分泌物多，呈灰白色。宫颈刮片巴氏分级Ⅲ级，阴道镜检查有阳性发现。

87.下列处理措施**错误**的是

A.进行阴道镜检查前先治疗炎症

B.妊娠期慎做阴道镜检查，以免诱发流产、早产

C.阴道镜检查时间一般在月经干净后3~7日内

D.月经前1周可做阴道镜检查

E.所取标本应标记送检

88.为明确诊断，首选的处理方法是

A.宫颈活体组织检查

B.宫腔镜检查

C.诊断性刮宫

D.宫颈锥切术

E.后穹窿穿刺

（89~91题共用题干）

患儿，男，5岁。全身重度凹陷性水肿2周，水肿随体位变化，以颜面、下肢及阴囊最为明显，近2天来24小时尿量在100ml左右，水肿加重，两眼不能睁开，呼吸困难，喜平卧位。查体：两肺中下野呼吸音减弱，叩诊呈浊音，语颤消失，腹水征（+）。实验室检查：尿蛋白（++++）。

89.该患儿目前最严重的情况是

A.肾病综合征并发肺炎

B.肾病综合征合并胸水、腹水

C.肾病综合征并发心力衰竭

D.肾病综合征并发腹膜炎

E.单纯性肾病综合征

90.在饮食护理中，摄入蛋白量应控制在

A.1g/kg

B.2g/kg

C.3g/kg

D. 4g/kg

E. 5g/kg

91.目前首优的护理问题是

A.焦虑

B.营养失调

C.活动无耐力

D.体液过多

E.有皮肤完整性受损的危险

（92~93共用题干）

患者，男，60岁。因发热、咳嗽、咳痰伴喘息加重3天入院。患者有吸烟史35年，慢性咳嗽、咳痰13年，伴有呼吸困难和喘息，近年来明显加剧。3天前受凉后咳嗽、咳痰加重，胸闷，气急，不能入睡。查体：体温38℃，脉搏108次/分，呼吸26次/分，血压125/85mmHg，呼吸时间延长伴哮鸣音。患者口唇发绀，桶状胸，叩诊过清音，听诊两肺中下部闻及湿啰音及哮鸣音。

92.最可能的诊断是

A.支气管扩张

B.支气管哮喘

C.肺结核

D.慢性阻塞性肺疾病

E.肺炎

93.针对患者目前存在的问题，下列措施恰当的是

A.给予患者口服降温药物，迅速降温

B.晚上休息时不要吸氧，防止氧中毒

C.关闭门窗，防止患者再次受凉

D.高流量吸氧，每天大于15小时，以减轻患者缺氧症状

E.使用有效抗生素，控制感染

（94~95共用题干）

患儿，男，5岁。因发热，流涕、咳嗽、眼部不适2日来院就诊。查体：体温39.5℃，结膜充血，畏光流泪，眼睑水肿，口腔内有散在白色小斑点，周围有红晕。临床诊断为麻疹。

94.该患儿目前首优的护理问题是

A.皮肤黏膜的改变

B.有感染的危险

C.营养不足

D.体温过高

E.疼痛

95.如无特殊并发症，对该患儿需要呼吸道隔离至出疹后

A. 3天

B. 5天

C. 7天

D. 10天

E. 21天

（96~98题共用题干）

患者，男，50岁。误服少量敌百虫（美曲膦酯）后，出现恶心、呕吐、腹痛、腹泻、大汗、胸闷、咳嗽、流涎。查体：T 37℃，P 60次/分，R 30次/分，BP 100/70mmHg，双瞳孔直径均为2mm。

96.首选的治疗药物是

A.碘解磷定

B.双复磷

C.异丙肾上腺素

D.阿托品

E.呼吸兴奋剂

97.不宜采用的洗胃液是

A. 1：5000高锰酸钾

B. 2%碳酸氢钠

C.生理盐水

D.林格液

E.清水

98.首选的检查项目是

A.血常规

B.尿中有机磷代谢产物测定

C.全血胆碱酯酶活力测定

D.血电解质测定

E.心电图

（99~100题共用题干）

患儿，女，5岁。因消瘦、乏力1个月，伴低热来诊。查体：右侧颈部淋巴结肿大，双肺呼吸音粗，未闻及啰音，肝肋下2cm；结核菌素试验：局部红，硬结直径20mm。胸片：右中上肺见双极影。

99.首选的护理诊断是

A.活动无耐力

B.潜在并发症：抗结核药物副作用

C.继发感染

D.营养失调

E.知识缺乏

100.最可能的诊断是

A.颈部淋巴结炎

B.肺结核中的原发综合征

C.粟粒型肺结核

D.支气管肺炎

E.支气管淋巴结结核

答案与解析

1	2	3	4	5	6	7	8	9	10
B	D	B	A	C	C	E	C	B	B

11	12	13	14	15	16	17	18	19	20
B	A	C	E	B	C	D	B	A	D

21	22	23	24	25	26	27	28	29	30
D	C	E	A	C	D	A	E	D	E

31	32	33	34	35	36	37	38	39	40
A	C	D	C	B	B	A	C	B	C

41	42	43	44	45	46	47	48	49	50
C	D	C	D	E	C	B	A	B	E

51	52	53	54	55	56	57	58	59	60
E	C	B	A	D	C	A	D	C	A

61	62	63	64	65	66	67	68	69	70
B	B	A	A	A	A	E	E	E	C

71	72	73	74	75	76	77	78	79	80
A	B	B	C	B	D	E	A	E	A

81	82	83	84	85	86	87	88	89	90
C	A	C	D	B	B	D	B	A	D

91	92	93	94	95	96	97	98	99	100
D	D	E	D	B	D	B	C	D	B

1.解析：心跳骤停初期复苏的主要方法是基础生命支持，即胸外心脏按压、开放气道和人工呼吸。

2.解析：地西泮常见的不良反应有嗜睡、头昏、乏力等，大剂量可有共济失调、震颤，最严重的不良反应是呼吸抑制。

3.解析：妊娠7周内需要终止妊娠者，首选药物流产。

4.解析：破伤风患者应用3%过氧化氢溶液彻底清洗，敞开伤口，并充分引流。

5.解析：前列腺增生患者早期可出现尿频、夜尿次数增多，随着病情加重，患者出现进行性排尿困难。当劳累、受凉、便秘等引起前列腺急剧充血时，患者出现急性尿潴留。

6.解析：当患者出现三度房室传导阻滞伴阿-斯综合征时，首选心脏起搏器治疗。

7.解析："用寒远寒"是指气候寒冷时要慎用寒凉药，属因时制宜。

8.解析：胰腺大量坏死时，胰岛β细胞数量减少，胰岛素分泌减少，患者会出现高血糖。

9.解析：铁剂应饭后服用，以减轻铁剂对胃肠道的刺激。

10.解析：胎膜早破的患者应取头低臀高位，以减少羊水的流出，防止脐带脱垂。

11.解析：法洛四联症患儿典型X线特点是心影呈靴形。

12.解析：子宫狭部下端因黏膜组织由宫腔内膜变为宫颈黏膜，称为组织学内口。

13.解析：月经期一般为2~8天，月经量约为30~50ml。

14.解析：化疗药物最严重的不良反应是骨髓抑制，因此在化疗期间应定期监测血常规。

15.解析：椎管内麻醉后头痛常位于枕部、顶部或颞部。

16.解析：肝癌患者突然出现全腹剧烈腹痛，腹肌紧张，考虑为癌肿破裂出血，血液刺激腹膜引起腹膜刺激征。

17.解析：注射活疫苗时只用乙醇消毒皮肤，防止碘酊消毒破坏疫苗。

18.解析：婴儿6个月开始引入固体食物，并逐渐减少哺乳次数，增加引入食物的量，继续母乳喂养至2岁。

19.解析：食管癌患者由于癌肿不断长大，管腔不断变窄，患者出现进行性吞咽困难。

20.解析：化疗药物外渗，应局部冷敷，以收缩血管，减少药液渗出。

21.解析：溶栓药物最严重的不良反应是广泛出血。

22.解析：脑震荡的病人会出现逆行性遗忘，对受伤前和受伤时的情形完全不能回忆。

23.解析：长期应用肾上腺皮质激素治疗系统性红斑狼疮，可引起骨质疏松，严重者发生股骨头坏死，因此应指导患者补钙。

24.解析：无须限制21-三体综合征患儿的活动。

25.解析：维生素K可促进血液凝固，预防出血。

26.解析：烧伤患者行暴露疗法时，控制室温在28~32℃，湿度70%左右。

27.解析：洋地黄中毒最严重的不良反应是心律失常，其中最多见的心律失常是室早二联律。

28.解析：心衰患者服用地高辛之前应测心率，心率低于60次/分应停药。

29.解析：急性肾衰竭患者少尿期或无尿期，体内有大量的水分潴留，因此应严格限制入量。

30.解析：在我国，引起急性胰腺炎的主要病因是胆石症，因此预防急性胰腺炎最主要的措施是防治胆道疾病。

31.解析：动脉粥样硬化病人应低盐、低脂、低糖、低胆固醇饮食，饮食无须限制蛋白质摄入。

32.解析：骨牵引时，针孔处的血痂不能清除，以防感染，可等待其自然脱落。

33.解析：尿道损伤的患者应定期进行尿道扩张术，以免引起尿道狭窄。

34.解析：胎盘部分残留，应使用刮匙刮取胎盘组织。

35.解析：心肌梗死患者活动时，以不引起任何不适为度，心率增加10~20次/分为正常反应。

36.解析：异位妊娠破裂最多见于输卵管峡部。

37.解析：妇科化疗患者容易出现白细胞减少，患者容易并发感染，因此应严格执行消毒隔离制度，控制家属探视的人数和次数。

38.解析：妇科腹部手术当天早上，询问患者有无月经来潮，同时测量患者体温，监测患者有无发热。

39.解析：高渗性脱水首选输注5%葡萄糖溶液。

40.解析：慢性阻塞性肺气肿患者长期家庭氧疗的指征：① $PaO_2 < 55mmHg$ 或 $SaO_2 < 88\%$，有或没有高碳酸血症；② PaO_2 55~60mmHg 或 $SaO_2 < 89\%$，并有肺动脉高压、心力衰竭所致水肿或红细胞增多症。

41.解析：结肠癌患者术前3天口服肠道不吸收抗生素，抑制肠道细菌，预防术后肠道感染。

42.解析：类风湿关节炎活动期患者禁止进行功能锻炼，应等病情缓解后再进行功能锻炼。

43.解析：尿酸结石病人应禁食嘌呤含量高的动物内脏。

44.解析：慢性肝病选用肠外营养时能量由葡萄糖及中、长链脂肪乳剂提供，脂肪占35%~50%热量，氮源由复合氨基酸提供，应增加支链氨基酸比例。

45.解析：乳腺癌根治术后，皮瓣下应放置引流管，预防皮下积液造成皮瓣坏死。

46.解析：地中海贫血是一种遗传性疾病，发生原因是珠蛋白链减少、缺失，导致血红蛋白结构异常。

47.解析：糖尿病患者注射胰岛素后4~5小时，出现心慌、出汗、软弱无力感，考虑为低血糖。

48.解析：行辅助生殖注射绒毛膜促性腺激素后，患者出现腹部胀痛，呼吸受限，卵巢增大，考虑为卵巢过度刺激综合征。

49.解析：青年男性，受凉后出现高热、咳铁锈色痰，考虑为肺炎球菌肺炎。

50.解析：该患者考虑为腰椎间盘突出，先进行保守治疗，不需立即手术治疗。

51.解析：十二指肠溃疡患者首选药物治疗，当患者出现幽门梗阻等并发症时才考虑手术治疗。

52.解析：腹部手术后患者腹胀明显，肠蠕动未恢复，应进行肛管排气，排出肠道内积气。

53.解析：甲状腺危象患者首选丙硫氧嘧啶治疗，可迅速减少甲状腺激素合成，抑制外周组织中 T_4 转换为 T_3。

54.解析：该患者考虑为开放性气胸，应立即封闭伤口，防止空气进一步进入胸膜腔。

55.解析：该患儿生后2天出现黄疸，精神状态佳，胆红素处在正常范围，考虑为生理性黄疸。

56.解析：该孕妇34岁，不属于高龄孕产妇的范畴。

57.解析：该患者考虑为血栓闭塞性脉管炎，禁忌使用热水袋保暖，以免增加外周组织的氧耗。

58.解析：下肢骨折行石膏固定的患者局部出现明显肿胀、青紫，活动差，感觉麻木，剧烈疼痛，考虑出现了骨筋膜室综合征。

59.解析：剖宫产术后第2天协助患者取半卧位，有利于减轻腹部切口的张力及促进恶露排出。

60.解析：该患者患滴虫性阴道炎，应选择酸性溶液冲洗阴道，避免使用碱性的碳酸氢钠溶液。

61.解析：该患者出现消化道症状，同时巩膜、皮肤黄染，触诊肝大，考虑为急性黄疸型肝炎。

62.解析：子痫患者使用硫酸镁解痉时，硫酸镁滴注速度为1g/h，不能超过2g/h。

63.解析：老年患者大便后出现右侧肢体瘫痪，右侧巴氏征阳性，考虑为脑出血。

64.解析：肾性水肿多见于眼睑和颜面部。

65.解析：患者出现尿频、尿急、尿痛，同时伴有发热，考虑为急性肾盂肾炎。

66.解析：初产妇宫口扩张6cm，胎心136次/分，提示产妇已经进入第一产程，休息时应取左侧卧位。

67.解析：急腹症患者腹膜刺激征阳性，立位腹平片可见膈下有游离气体，考虑为穿孔性病变。

68.解析：腹部外伤的患者，如肠管脱出，不可回纳，应用盐水纱布覆盖并妥善保护。

69.解析：该患者停经2个月后出现阴道流血，轻微腹痛，宫颈口已扩张，初步考虑为完全流产或不全流产。而患者流血不止，子宫大小小于停经月份，因此考虑为不全流产。

70.解析：流行性脑脊髓膜炎脑脊液压力明显升高，外观变浑浊如米汤样或呈脓样，白细胞计数显著增加，以中性粒细胞为主，蛋白质含量增高，糖和氯化物明显减少。

71.解析：食管胃底静脉曲张破裂大出血时，出血量大，患者可呕大量鲜红色血液。

72.解析：十二指肠球部溃疡并活动性出血时，患者可出现呕血和黑便（柏油样便）。

73.解析：新生儿出生体重平均为3kg，出生头3个月每个月长1kg，因此1个月大婴儿平均体重为4kg。

74.解析：新生儿出生体重平均为3kg，出生头3个月每个月长1kg，因此3个月大婴儿平均体重为6kg。

75.解析：慢性阻塞性肺气肿患者并发呼吸衰竭时，二氧化碳潴留，可能会诱发肺性脑病。

76.解析：支气管哮喘患者由于气道痉挛，肺泡内残留量增加，患者可能并发自发性气胸。

77.解析：患儿颅骨软化，前囟平坦，体温仅37.8℃，考虑该患儿抽搐的原因为维生素D缺乏性手足搐搦症。

78.解析：急性上呼吸道感染患儿突然出现双眼凝视，意识丧失，全身抽搐，考虑为高热惊厥。

79.解析：宫底高度在脐与剑突之间，大致的孕周为32周。

80.解析：宫底高度在脐耻之间，大致的孕周为16周。

81.解析：宫底高度在脐上1横指，大致的孕周为24周。

82.解析：空腔脏器梗阻起病较急，以阵发性绞痛为主。

83.解析：穿孔性病变时，脏器内容物漏入腹腔，患者出现刀割样剧痛。

84.解析：腹泻患儿皮肤弹性极差，前囟及眼窝明显凹陷，尿量极少，考虑为重度脱水；血清钠125 mmol/L，为低渗性脱水。

85.解析：重度脱水患儿应补充2∶1等张含钠液20ml/kg。

86.解析：重度脱水患儿刚开始补液时速度要快，为每小时8~10ml/kg。

87.解析：阴道镜检查应在月经干净后3~7日内进行。

88.解析：宫颈刮片巴氏分级Ⅲ级，考虑为可疑癌细胞，因此应做宫颈活体组织检查，以排除宫颈癌。

89.解析：该患儿颜面、下肢及阴囊处明显水肿，尿蛋白（++++），考虑为肾病综合征；同时呼吸困难，胸部叩诊浊音，考虑胸水形成；腹水征（+），考虑腹水形成。

90.解析：肾病综合征患儿应给予优质动物性蛋白，蛋白质入量为每日2g/kg。

91.解析：肾病综合征患儿出现腹水时，首要的护理问题是体液过多。

92.解析：患者有慢性咳嗽、咳痰13年，伴呼吸困难和喘息，口唇发绀，桶状胸，叩诊过清音，听诊两肺中下部闻及湿啰音及哮鸣音，考虑为慢性阻塞性肺疾病急性发作。

93.解析：针对急性发作的慢性阻塞性肺疾病，首要的治疗措施是使用抗生素，控制感染。

94.解析：麻疹患儿体温39.5℃，因此其首要的护理问题是体温过高。

95.解析：如无并发症，麻疹患儿应隔离至出疹后5天。

96.解析：有机磷农药中毒的患者首选的治疗药物是阿托品。

97.解析：敌百虫中毒时禁忌使用的洗胃液是2%碳酸氢钠，以免被氧化成毒性更强的敌敌畏。

98.解析：有机磷农药中毒时，首要的检查项目是做全血胆碱酯酶活力测定。

99.解析：肺结核患者首要的护理问题是营养失调。

100.解析：该患者胸部X线片显示右中上肺见双极影，即哑铃状影，考虑为原发综合征。

2024

护理学（中级）

单科 **一次过**

全真模拟试卷与解析

——专业实践能力

全真模拟试卷（六）

全国卫生专业技术资格考试研究专家组　编写

中国健康传媒集团

中国医药科技出版社

内 容 提 要

本书根据最新考试大纲要求，通过分析历年考试真题，并在研究命题规律的基础上精心编写而成。供考生进行模拟自测，梳理对知识点的掌握程度，顺利通关考试。本套试卷分为试题和答案及解析两大部分，以便学生自测后核对答案。试卷中题型、题量及题目难易程度与考试真题保持高度一致，考生根据自己未通过的科目选择相应的试卷即可。

图书在版编目（CIP）数据

护理学（中级）单科一次过全真模拟试卷与解析. 专业实践能力 / 全国卫生专业技术资格考试研究专家组编写. —北京：中国医药科技出版社，2023.8

（护考应急包：中级）

ISBN 978-7-5214-3875-8

Ⅰ.①护…　Ⅱ.①全…　Ⅲ.①护理学—资格考试—题解　Ⅳ.①R47-44

中国国家版本馆CIP数据核字（2023）第074546号

美术编辑　陈君杞
版式设计　南博文化

出版　**中国健康传媒集团** | 中国医药科技出版社
地址　北京市海淀区文慧园北路甲22号
邮编　100082
电话　发行：010-62227427　邮购：010-62236938
网址　www.cmstp.com
规格　889×1194mm $\frac{1}{16}$
印张　6
字数　215千字
版次　2023年8月第1版
印次　2023年8月第1次印刷
印刷　北京紫瑞利印刷有限公司
经销　全国各地新华书店
书号　ISBN 978-7-5214-3875-8
定价　**25.00 元**

获取新书信息、投稿、为图书纠错，请扫码联系我们。

试题部分

一、以下每一道考题下面有A、B、C、D、E五个备选答案，请从中选择一个最佳答案，并在答题卡将相应题号的相应字母所属的方框涂黑。

1.颈椎病前路手术出现呼吸困难，多发生在
　A.术后48小时内
　B.术后1~3日内
　C.术后24小时内
　D.术后7日内
　E.术中

2.患者，男，20岁。发热2周，伴皮肤出血。查体：胸骨下段压痛（＋），脾肋下1.5cm。血常规：Hb 80g/L，白细胞20×10⁹/L，血小板35×10⁹/L。最可能的诊断是
　A.阵发性睡眠性血红蛋白尿
　B.急性白血病
　C.脾功能亢进
　D.再生障碍性贫血
　E.巨幼细胞性贫血

3.患儿，男，7岁。自1岁开始发绀逐渐加重，胸骨左缘第2~3肋间有Ⅱ~Ⅲ级收缩期杂音。为明确诊断，首选的检查是
　A.心导管造影
　B.胸部X线
　C.心脏功能负荷试验
　D.动脉血氧饱和度
　E.超声心动图

4.前囟的正确测量方法是
　A.邻边中点连线
　B.对角连线
　C.邻角连线
　D.对边中点连线
　E.周径长度

5.早产儿室的室温宜维持在
　A.18~19℃
　B.20~21℃
　C.22~23℃
　D.27~28℃
　E.24~26℃

6.预防全麻术后肺不张的措施中，**错误**的是
　A.术后给予镇咳药

B.术前呼吸功能锻炼
C.术前禁烟2~3周
D.术后有效镇痛
E.雾化吸入

7.肺心病患者的血气分析结果：PaO₂ 50mmHg，PaCO₂ 60mmHg，pH 7.4，其护理诊断是
　A.体液不足
　B.清理呼吸道无效
　C.低效性呼吸形态
　D.体温过高
　E.气体交换受损

8.重度子痫前期的患者，24小时尿蛋白大于或等于
　A.2g
　B.3g
　C.1g
　D.5g
　E.4g

9.浅Ⅱ度和深Ⅱ度烧伤的共同特点是
　A.疼痛和水疱
　B.在2周左右愈合
　C.有血管栓塞征
　D.有疤痕增生
　E.水疱基底色红、均匀、潮湿

10.卡介苗预防的疾病是
　A.麻疹
　B.水痘
　C.腮腺炎
　D.猩红热
　E.结核病

11.关于人工肛门的护理措施，**不妥**的是
　A.术后1天开放造瘘口
　B.取左侧卧位
　C.保护造瘘口周围皮肤
　D.教会患者使用人工肛门袋
　E.造瘘口覆盖凡士林纱布

12.患儿，女，4岁。低热3周，乏力，盗汗，精神萎靡，阵发性干咳，用青霉素治疗无效，遂来就诊。出生时已接种卡介苗，行肺部X线检查示"哑铃状"阴影。最可能的诊断是
　A.原发型肺结核

1

B.粟粒性肺结核

C.支原体肺炎

D.支气管肺炎

E.腺病毒性肺炎

13.有关癫痫发作时的护理措施，**不正确**的是

A.使用约束带捆扎患者肢体，以防坠落

B.专人护理，观察并记录全过程

C.立即解开患者衣领、衣扣和腰带

D.禁止口腔测温，应测腋温或肛温

E.使患者头偏向一侧，及时吸出呼吸道分泌物

14.查科（Charcot）三联征是指

A.肝区持续性闷胀痛、寒战、高热、低血压

B.突发上腹阵发性绞痛、呕吐、畏寒、发热

C.突发上腹部束带状剧痛、轻度黄疸、低血压

D.腹痛、发热、呕吐

E.突发剑突下偏右阵发性绞痛、寒战、高热、黄疸

15.关于早产儿生理特点的描述，正确的是

A.幽门括约肌松弛，易发生食管反流或溢乳

B.心率快，血压较足月儿高

C.生理性黄疸程度重且持续时间长

D.基础代谢率高，产热量少，易散热

E.呼吸深快而不规则，常出现呼吸暂停

16.采用胸腔闭式引流法引流积液，穿刺部位为

A.腋中线和腋后线间第6或第7肋间

B.腋中线和腋后线间第4或第5肋间

C.锁骨中线第2肋间

D.腋中线第5肋间

E.腋中线和腋后线间第8或第9肋间

17.缺铁性贫血患者用铁剂治疗，早期判断疗效应主要观察

A.网织红细胞数

B.口唇及面色

C.血清总铁结合力

D.血红蛋白量

E.红细胞计数

18.关于卵巢过度刺激综合征（OHSS）的描述，**错误**的是

A.主要表现为下腹不适、卵巢增大

B.妊娠可缓解病情

C.重度患者有大量腹水

D.OHSS是辅助生殖技术的医源性并发症

E.OHSS是由促排卵引起

19.有关肺部手术后卧位的叙述，**不正确**的是

A.肺叶切除者，采取平卧或左右侧卧位

B.肺叶切除者，采取手术侧卧位

C.血压稳定后，采取半坐卧位

D.意识未恢复时采取平卧位，头偏向一侧

E.全肺切除者，采取1/4侧卧位

20.关于急腹症的叙述，正确的是

A.疾病没有确诊前，需要禁食、禁水

B.疼痛部位一定是病变部位

C.密切观察患者，幽门梗阻时呕吐物内含有胆汁

D.可为未确诊的急腹症患者灌肠

E.可以为急腹症患者热敷

21.化疗患者血小板低于 $20 \times 10^9/L$ 时，护理措施**不正确**的是

A.绝对卧床休息

B.病室内适量活动

C.尽量使用软毛牙刷刷牙

D.遵医嘱监测血小板计数

E.减少探视

22.关于产褥期的叙述，正确的是

A.外阴水肿时局部可用50%硫酸镁湿热敷

B.血性恶露持续2周

C.产后24小时体温一般不超过38.5℃

D.剖宫产6周后可放置宫内节育器

E.产后2小时仍不能排尿，说明产妇有尿潴留

23.患儿，男，8岁。发热2天，双侧面颊部以耳垂为中心肿大，自觉疼痛，张口及咀嚼时加重。确诊为流行性腮腺炎。目前其饮食应选择

A.干燥食物

B.易消化半流质饮食

C.酸辣食物

D.低蛋白饮食

E.硬质饮食

24.患者，女，36岁。宫颈活体组织检查术后宫颈局部有出血，给予带尾线的棉球压迫止血，指导其取出棉球的时间是

A.1小时后

B.2小时后

C.12小时后

D.24小时后

E.4小时后

25.关于卵泡期的排卵机制，正确的是

A.月经周期中雌激素只在排卵前出现一次高峰

B.卵泡外膜细胞是产生雌激素的确切部位

C.成熟卵泡受大量LH与足量FSH协同作用而排卵

D.当卵泡成熟时，尿中孕二醇值明显增高

E.卵巢合成和分泌少量的雌激素促进了排卵

26.女性，26岁，未婚，意外怀孕。门诊诊断：G_1P_0，孕期42天。要求终止妊娠，应采取的最佳流产措施是

A.水囊引产术

B.药物流产

C.负压吸引术

D.钳刮术

E.利凡诺引产术

27.患者，女，53岁。诊断为急性化脓性腹膜炎，遵医嘱留置胃管，护士为患者宣教胃管的作用**不包括**

A.预防胃肠道出血

B.抽出胃肠道内容物和气体

C.改善胃肠壁的血运

D.减少胃肠内积气、积液

E.促进胃肠道恢复蠕动

28.患者，男，20岁。急跑时不慎摔倒，左手掌着地，之后左肩部疼痛肿胀。查体：左肩部疼痛肿胀，活动受限，肩峰下空虚，杜加斯征（搭肩试验）阳性。首先考虑的诊断是

A.肩关节脱位

B.肩锁关节脱位

C.肩胛骨骨折

D.锁骨骨折

E.肱骨骨折

29.与贫血所致全身组织缺氧最有关的护理问题是

A.气体交换受损

B.焦虑

C.组织灌注量不足

D.活动无耐力

E.低效性呼吸形态

30.腹腔手术后预防膈下脓肿的有效护理措施是

A.半卧位

B.应用抗生素

C.胃肠减压

D.及早恢复进食

E.腹腔引流通畅

31.患者，女，38岁。晨起突然全身酸痛、无力，食欲不振，排尿次数增多，排尿有烧灼感，且伴下腹部坠胀感。查体：肋脊角叩击痛。诊断为急性肾盂肾炎。此时最主要的护理问题是

A.活动无耐力

B.排尿障碍

C.疼痛

D.体温过高

E.焦虑

32.糖尿病患者使用达美康（格列齐特）治疗的主要作用是

A.加速无氧酵解

B.延缓糖在肠道的吸收

C.可刺激胰岛素分泌

D.促进外周组织摄取葡萄糖

E.替代胰岛素作用

33.关于重度营养不良患儿的治疗，正确的叙述是

A.给予蛋白同化类固醇制剂

B.多吃水果、蔬菜

C.高脂肪饮食

D.高热量饮食

E.高蛋白饮食

34.CO中毒的特征性表现是

A.口唇樱桃红色

B.心悸、乏力

C.头晕、头痛

D.恶心、呕吐

E.意识障碍

35.麻疹最常见的并发症是

A.喉炎

B.结核病恶化

C.脑炎

D.咽炎

E.肺炎

36.瘢痕性幽门梗阻患者术前3天开始每晚用

A.冰水洗胃

B.温水洗胃

C.冰生理盐水洗胃

D.温生理盐水洗胃

E.温抗生素洗胃

37.下列**不是**肠外营养适应证的是

A.严重腹泻、呕吐

B.胃炎

C.肠外瘘

D.肠梗阻

E.肿瘤放化疗期间

38.乳腺癌术后患者最重要的出院指导是

A.继续功能锻炼

B.参加锻炼

C.5年内避免妊娠

D.经常自查

E.加强营养

39.原发性肝癌的护理措施**不正确**的是

A.缓解心理压力

B.高脂饮食

C.减少探视

D.自控镇痛

E.忌服损害肝脏的药物

40.患者，男，38岁。平素体健，单位体检时，行X线检查发现右肾结石直径约0.4cm。较适宜该患者的治疗方法是
A.输尿管切开取石
B.体外冲击波碎石
C.输尿管肾镜取石
D.经皮肾镜取石
E.保守治疗

41.某孕妇，末次月经为2006年3月16日，预产期应为
A.2006年12月23日
B.2007年1月2日
C.2007年1月5日
D.2006年12月3日
E.2007年2月3日

42.分娩过程中肛诊了解胎先露下降程度的骨性标志是
A.骶骨
B.骶岬
C.坐骨切迹
D.坐骨结节
E.坐骨棘

43.患者，男，20岁。因饮酒后出现中上腹钝痛1天，伴恶心、呕吐入院。患者1天前饮酒后出现中上腹疼痛，前屈曲位可略缓解，影响进食，自行服用解痉药物无效，恶心、呕吐1次，呕吐物为胃内容物。大便未见明显黑便。查体：T 37.5℃，R 24次/分，P 96次/分，BP 130/80mmHg。被动蜷曲位，皮肤、巩膜无黄染，腹软，中上腹压痛（+），肠鸣音3~5次/分。辅助检查：血常规：WBC 12.9×10^9/L，Hb 126g/L，PLT 380×10^9/L；血清淀粉酶546U/L。患者最可能的诊断是
A.急性胰腺炎
B.急性胆囊炎
C.急性胃穿孔
D.急性胃肠炎
E.急性腹膜炎

44.关于血栓闭塞性脉管炎的护理措施，**错误**的是
A.热水泡脚
B.戒烟
C.保护患肢
D.止痛
E.勃格（Buerger）运动

45.患者，女，35岁。滴虫性阴道炎反复发作，疗效不佳。下列健康宣教内容正确的是
A.告知患者每次月经后复查白带，要检查6次滴虫均阴性方可称治愈

B.告知患者每次月经后复查白带，要检查2次滴虫均阴性方可称治愈
C.告知患者每次月经后复查白带，要检查4次滴虫均阴性方可称治愈
D.告知患者每次月经后复查白带，要检查5次滴虫均阴性方可称治愈
E.告知患者每次月经后复查白带，要检查3次滴虫均阴性方可称治愈

46.关于阴道解剖的叙述，正确的是
A.位于膀胱和尿道之间
B.阴道腔上窄下宽
C.阴道后穹窿顶端为子宫直肠陷凹
D.开口于阴道前庭前半部
E.前穹窿顶端为腹腔最低处

47.患者，女，57岁。因子宫颈癌行子宫及双侧附件全切术。术后化疗3次。患者自述头晕、恶心。查体：牙龈出现出血点，口腔黏膜破损0.4cm×0.1cm，体重减轻。辅助检查：白细胞3×10^9/L，血小板60×10^9/L。下列护理措施中正确的是
A.多饮水，防止便秘
B.饮食应温热、硬质，以刺激患者味觉为宜
C.去除破损的口腔黏膜，防止感染
D.首选肌内注射给药
E.禁止刷牙或使用漱口水，以免刺激口腔黏膜

48.患者，男，65岁。腹痛伴频繁呕吐3天，以肠梗阻收入院。血Na^+ 135mmol/L，K^+ 3.5mmol/L，BP 80/56mmHg。治疗应首先采取
A.纠正低血钠
B.纠正低血容量
C.急诊手术，解除肠梗阻
D.纠正低血钾
E.纠正酸中毒

49.闭合性脑挫裂伤患者的护理措施，**错误**的是
A.卧床头抬高15°~30°
B.观察生命体征、瞳孔变化
C.保持呼吸道通畅
D.快速静脉输液
E.避免过多翻动患者

50.因不孕症进行诊刮应选择月经来潮前12小时，其目的是
A.防止术后感染
B.减轻腹部疼痛
C.减少术中出血
D.防止子宫穿孔
E.判断有无排卵

51.系统性红斑狼疮患者的护理措施，**不正确**的是

A.避免紫外线照射

B.关节疼痛时可以热敷

C.避免接触刺激性物质

D.皮肤瘙痒时可涂止痒剂

E.忌食辛辣刺激性食物

52.开放性损伤后预防破伤风的有效措施是

 A.注射破伤风类毒素

 B.清创并注射破伤风抗毒素

 C.清创并注射青霉素

 D.清创并开放伤口

 E.注射人免疫球蛋白

53.人脑耐受完全缺血缺氧性损害的时限（常温下）为

 A.2~3分钟

 B.4~6分钟

 C.9~10分钟

 D.11~12分钟

 E.7~8分钟

54.患儿，男，5岁。因"全身浮肿5天"入院。查体：颜面部及双下肢凹陷性水肿，阴囊高度水肿、囊壁变薄透亮。该患儿首要的护理措施是

 A.加强皮肤护理

 B.严格限制水分摄入

 C.用吊带托起阴囊

 D.卧床休息

 E.高蛋白饮食

55.患者，女，36岁。急性肾衰竭少尿期第2天，尿量不足100ml。该患者的饮食要求是

 A.低脂

 B.高蛋白

 C.高脂

 D.低糖

 E.低蛋白

56.患者，男，76岁。食管部分切除、食管胃吻合术后第7天，突然出现高热、寒战、呼吸困难、胸痛，白细胞20×10^9/L。高度怀疑发生了

 A.吻合口狭窄

 B.肺炎、肺不张

 C.乳糜胸

 D.吻合口瘘

 E.出血

57.患者，男，40岁。左上腹被电动车撞伤5天，当时仅有局部疼痛，未做特殊处理，现因腹痛突然加剧入院。查体：血压105/70mmHg，脉搏100次/分，左上腹压痛明显。血常规示血红蛋白80g/L。最可能的诊断是

 A.左肾挫伤

B.胃破裂

C.胰腺挫伤

D.脾破裂

E.结肠坏死

58.患者，女，42岁。反复尿频、尿急、尿痛8年，清洁中段尿培养菌落数>10^5/ml，经系统抗炎治疗效果不明显。最有价值的诊疗措施是

 A.绝对卧床休息

 B.给予高营养饮食

 C.给予抗结核治疗

 D.根据药敏试验结果选用强力抗生素

 E.给予导尿

59.骨科患者实施牵引的主要目的是

 A.整复和维持复位

 B.促进损伤神经恢复

 C.防止肌肉萎缩

 D.减少伤口出血

 E.促进愈合

60.入汤剂需先煎的药物是

 A.附子

 B.藿香

 C.鹿茸

 D.阿胶

 E.蒲黄

61.口服补液盐适用于

 A.轻、中度脱水患儿

 B.腹胀明显的腹泻患儿

 C.新生儿肠炎患儿

 D.心功能不全者

 E.腹泻并重度脱水患儿

62.患者，男，55岁。肝硬化病史13年。今晨突然呕血约600ml，昏倒，急送医院。查体：BP 60/42mmHg，P 130次/分。此时最有效的止血措施是

 A.服用抑酸剂

 B.严格卧床休息

 C.立即补充血容量

 D.应用止血药物

 E.三腔二囊管压迫止血

63.患儿，男，13岁。呈嗜睡状态，体温39.8℃，头痛，呕吐，全身出现大量的出血性皮疹，诊断为流脑休克型。<u>不正确</u>的护理措施是

 A.酒精擦浴

 B.药物降温

 C.皮肤破溃处用消毒纱布外敷

 D.使用气垫床

E.头部冷敷

64.为预防腰麻后头痛,应
　　A.嘱患者服用止痛药
　　B.嘱患者头部注意保暖
　　C.为患者做好心理护理
　　D.减少补液量
　　E.术后去枕平卧4~6小时

65.有机磷农药中毒患者出现急性肺水肿时,最有效的治疗药物是
　　A.碘解磷定
　　B.吗啡
　　C.阿托品
　　D.西地兰
　　E.呋塞米

66.某产妇,孕37周。以胎膜早破收住院。助产护士给予平卧位,抬高臀部,目的主要是
　　A.预防感染
　　B.减少羊水继续流出
　　C.预防产后出血
　　D.预防早产
　　E.防止脐带脱垂

67.慢性肾盂肾炎患者进行药物治疗时,宣教的重点是
　　A.经常更换药物,避免产生耐药性
　　B.症状消失即可停药
　　C.尿培养阴性即可停药
　　D.尿检无脓细胞即可停药,减少药物对肾脏的损害
　　E.正规应用抗生素,坚持完成疗程

68.甲亢出现浸润性突眼的患者夜间应取何种卧位休息
　　A.俯卧位
　　B.端坐位
　　C.高枕卧位
　　D.侧卧位
　　E.平卧位

69.适合药物避孕法的妇女是
　　A.患有肝炎
　　B.新婚期
　　C.有乳房肿块
　　D.哺乳期
　　E.月经稀少

70.患者,女,24岁。停经40天。血清HCG 1500IU/L,B超提示左侧卵巢有一个1cm×2cm大小的肿块,入院诊断为异位妊娠,经过与主治医生沟通,决定接受非手术治疗。**不正确**的护理措施是
　　A.进食富含铁蛋白的食物

　　B.查血HCG,以监测治疗效果
　　C.严密观察生命体征及患者主诉
　　D.阴道少量出血可予继续观察
　　E.加强运动,促进吸收

71.患者,男,50岁。因头痛伴恶心、呕吐就诊。患者1小时前大便时突发意识模糊,伴频繁呕吐,无肢体麻木、活动障碍,无抽搐。查体:双侧瞳孔等大等圆,直径约2.5mm。既往有高血压病史3年。患者最可能的诊断是
　　A.颅内肿瘤
　　B.脑梗死
　　C.短暂性脑缺血发作
　　D.蛛网膜下腔出血
　　E.高血压危象

72.某男性患者因血友病反复多次输血后感染艾滋病病毒,对家属指导的预防原则是
　　A.严禁性行为
　　B.定期检查
　　C.避免血液、体液的接触
　　D.不共用毛巾
　　E.不共用食具

73.消化性溃疡最主要的临床表现是
　　A.营养不良
　　B.嗳气、反酸
　　C.缺铁性贫血
　　D.消化道出血
　　E.上腹部疼痛

74.某产妇,孕1产1。足月分娩一女婴,胎盘30分钟未娩出。检查:子宫下段有一狭窄环,使胎盘嵌顿于宫腔内。正确的处理方法是
　　A.立即按摩子宫
　　B.配合麻醉师,麻醉后手取胎盘
　　C.注射缩宫剂
　　D.刮匙刮取胎盘
　　E.徒手取胎盘

75.患儿,女,11个月。多汗烦躁,睡眠不安,下肢轻度O形腿,至今不能扶站,枕秃,冬季出生,未晒太阳,未按时添加辅食。护士为患儿家长进行指导时,下列叙述正确的是
　　A.合理喂养,及时添加辅食如肝、蛋、蘑菇等
　　B.补充维生素A至2岁半
　　C.多给幼儿进行站立等运动锻炼
　　D.O形腿按摩双腿内侧肌肉
　　E.抱患儿到户外直接晒太阳

76.24小时动态心电图波形显示:在窦性心律后连续出现3个或5个室性早搏10余次。心电图可诊断为

A.频发室早

B.室上性心动过速

C.室早二联律

D.短阵室速

E.室早三联律

二、以下提供若干组考题，每组考题共同使用在考题前列出的A、B、C、D、E五个备选答案。请从中选择一个与考题关系最密切的答案，并在答题卡上将相应题号的相应字母所属的方框涂黑，每个备选答案可能被选择一次、多次或不被选择。

（77~79题共用备选答案）

A.鱼肝油

B.蛋黄、米糊

C.肝泥、烂面

D.软饭、碎菜、碎肉

E.菜汁、水果汁

77.生后4~6个月开始添加的辅食为

78.生后7~9个月开始添加的辅食为

79.生后10~12个月开始添加的辅食为

（80~81题共用备选答案）

A.脾肿大

B.三系血细胞降低

C.呕血

D.黑便

E.牙龈出血

80.肝硬化门脉高压症患者脾功能亢进的典型症状是

81.门脉高压症患者最危急的病情变化是

（82~83题共用备选答案）

A.1周

B.2周

C.3周

D.4周

E.6周

82.甲型肝炎患者自起病日起，需隔离的时间是

83.急性肝炎患者在发病后，应卧床休息的时间是

（84~86题共用备选答案）

A.果酱样痰

B.黄绿色黏痰

C.胶胨样痰

D.白色黏痰

E.铁锈色痰

84.肺炎球菌肺炎患者痰液性质多为

85.慢性支气管炎患者痰液性质多为

86.克雷伯杆菌肺炎患者痰液性质多为

（87~88题共用备选答案）

A.应该尽量保持空腹状态

B.进食高蛋白及高脂食物

C.外出时携带一些小点心

D.多吃含纤维素多的食物

E.随便使用轻泻剂

87.针对早孕呕吐的孕妇，正确的处理是

88.针对便秘的孕妇，正确的处理是

三、以下提供若干个案例，每个案例有若干个考题。请根据提供的信息，在每题的A、B、C、D、E五个备选答案中选择一个最佳答案，并在答题卡上按照题号，将所选答案对应字母的方框涂黑。

（89~92题共用题干）

患儿，男，3个月。因咳嗽、咳痰2天，加重1天入院。查体：体温39℃，心率150次/分，呼吸65次/分，面色苍白，精神萎靡，两肺有细湿啰音。

89.最可能的诊断是

A.支气管肺炎

B.毛细支气管炎

C.肺结核

D.支原体肺炎

E.哮喘性支气管炎

90.该患儿首优的护理诊断是

A..体液不足

B.清理呼吸道无效

C.体温过高

D.气体交换受损

E.营养失调：低于机体需要量

91.该患儿的输液速度应控制在每小时

A.1ml/kg

B.2.5ml/kg

C.7.5ml/kg

D.10ml/kg

E.5ml/kg

92.该患儿饮食护理**不妥**的是

A.哺喂过程中可间断休息

B.必要时边吸氧边哺喂

C.进食后患儿侧卧位并抬高肩部

D.给予高营养的半流质饮食

E.少量多餐，避免过饱

（93~95题共用题干）

患者，男，53岁。以"急性心肌梗死"诊断入院6小时。经非手术治疗后胸痛已经缓解。现给予24小时心

电监护。

93.患者绝对卧床休息的时间为

    A.14天

    B.5天

    C.12小时

    D.6小时

    E.7天

94.患者的心电图监测显示突然提前出现增宽、畸形的QRS波群，T波与QRS波群主波方向相反，平均5次/分钟以上。判断患者发生了

    A.频发房性早搏

    B.室性心动过速

    C.房室传导阻滞

    D.频发室性早搏

    E.心室颤动

95.依据以上临床情况应立即准备给患者静脉注射

    A.西地兰

    B.维拉帕米

    C.普鲁卡因胺

    D.利多卡因

    E.胺碘酮

（96~97题共用题干）

    患者，女，26岁。突发性右下腹部疼痛，伴恶心、呕吐8小时，发热2小时。肛-腹诊检查：子宫前位，正常大小，右附件区可扪及6cm×5cm×4cm大小的囊实性包块，边界清楚，压痛明显。

96.最可能的诊断是

    A.卵巢黄体破裂

    B.浆膜下子宫肌瘤

    C.异位妊娠破裂

    D.急性阑尾炎

    E.卵巢肿瘤蒂扭转

97.该患者最重要的处理是

    A.止血

    B.剖腹探查术

    C.止痛

    D.镇静

    E.抗炎

（98~100题共用题干）

    患者，男，68岁。有吸烟史30余年，出现慢性咳嗽、咳痰已20多年，近5年来明显加剧，伴有喘息和呼吸困难，以冬春季更甚。3天前因受凉感冒而致发热、剧咳，咳大量黄脓痰，气急，发绀。今晨起出现神志模糊，躁动不安，送医院急诊测血气分析为PaO_2 52mmHg，$PaCO_2$ 60mmHg。

98.此患者目前最确切的医疗诊断是

    A.支气管哮喘

    B.上呼吸道感染

    C.慢性支气管炎

    D.肺炎

    E.慢支、肺气肿合并呼吸衰竭

99.该患者正确的吸氧方式应是

    A.持续低流量吸氧

    B.间断高流量吸氧

    C.间断低流量吸氧

    D.持续高流量吸氧

    E.间断中流量吸氧

100.出院时，护士对患者进行呼吸功能锻炼指导，以下描述**错误**的是

    A.闭嘴用鼻子吸气

    B.呼气时快速用力

    C.吸气时腹部凸出

    D.用口缩唇呼气

    E.呼气时腹肌收缩

答案与解析

1	2	3	4	5	6	7	8	9	10
B	B	E	D	E	A	E	A	A	E

11	12	13	14	15	16	17	18	19	20
A	A	A	E	C	A	A	B	B	A

21	22	23	24	25	26	27	28	29	30
B	A	B	D	C	B	A	A	D	A

31	32	33	34	35	36	37	38	39	40
C	C	A	A	E	D	B	C	B	E

41	42	43	44	45	46	47	48	49	50
A	E	A	E	E	C	A	B	D	E

51	52	53	54	55	56	57	58	59	60
B	B	B	C	E	D	D	D	A	A

61	62	63	64	65	66	67	68	69	70
A	E	A	E	C	E	E	C	B	E

71	72	73	74	75	76	77	78	79	80
D	C	E	B	A	A	B	C	D	B

81	82	83	84	85	86	87	88	89	90
C	C	D	E	D	C	C	D	A	C

91	92	93	94	95	96	97	98	99	100
E	B	C	D	D	E	B	E	A	B

1.解析：呼吸困难是颈椎病前路手术后最危急的并发症，多发生于术后1~3日内。

2.解析：患者血液中白细胞明显升高，而血红蛋白、血小板明显下降，同时出现了胸骨浸润（胸骨下段压痛）和脾脏增大（脾肋下1.5cm）的情形，考虑为急性白血病。

3.解析：根据患儿的临床表现，考虑为先天性心脏病。超声心动图是一种无创性的检查技术，不仅可以提供详细的心脏解剖结构信息，明确左右心腔之间是否有缺损，还能提供心脏功能及部分血流动力学信息。

4.解析：前囟由额骨和两块顶骨交接而成，呈菱形，但因各骨的边缘呈圆弧形，故其交接成的菱形的四条边并不呈直线，对边中点连线能较客观而正确地反映囟门的大小，而对角连线则可受前述角度锐钝的影响而不宜采用。

5.解析：早产儿应与足月儿分室居住，早产儿由于体温中枢发育不完善，容易出现低体温，室内温度应维持在24~26℃。

6.解析：全麻术后的患者禁用镇咳药，以免抑制咳嗽反射，导致痰液排出受阻，引起肺炎、肺不张。

7.解析：该患者血气分析结果显示PaO_2 50mmHg<60mmHg，$PaCO_2$ 60mmHg>50mmHg，考虑为Ⅱ型呼衰。呼吸衰竭患者常见的护理问题是气体交换受损。

8.解析：重度子痫前期是指妊娠期孕妇BP≥160/100mmHg，尿蛋白≥2.0g/24h。

9.解析：浅Ⅱ度烧伤有大小不一的水疱，基底潮红湿润，疼痛剧烈，1~2周愈合，愈合后有色素沉着、无疤痕。深

Ⅱ度烧伤可有水疱，基底苍白与潮红相间，稍湿，痛觉迟钝，3~4周愈合，留有疤痕和色素沉着。

10.解析：卡介苗是一种用来预防儿童结核病的疫苗，接种后可使儿童产生对结核病的特殊抵抗力。

11.解析：结肠癌造口术后2~3天，胃肠道开始蠕动，此时应开放造瘘口。

12.解析：患儿低热3周，乏力，盗汗，精神萎靡，阵发性干咳，用青霉素治疗无效，初步考虑为肺结核。X线胸片呈"哑铃状"阴影，为原发性肺结核的典型表现。

13.解析：癫痫发作时的护理措施包括：①病人抽搐发作时，需有专人守护、观察和记录发作的全过程，注意患者意识状态和瞳孔的变化，以及抽搐的部位、持续时间、间隔时间等。②对强直-阵挛发作者要扶病人卧倒，防止跌伤。③立即解开衣领、衣扣和腰带，迅速将缠有纱布的压舌板或小布卷置于病人一侧上、下白齿间，以防咬伤舌。有义齿者必须取出。④不可强行按压或用约束带捆扎抽搐的肢体，以防骨折，可用枕头或其他柔软物保护大关节不致碰撞床栏等硬物，在背后垫一卷衣被之类的软物可以防止椎体骨折。

14.解析：典型的查科（Charcot）三联征指的是胆管结石的病人剑突下偏右突发阵发性绞痛、寒战、高热、黄疸。

15.解析：早产儿幽门括约肌发育良好而贲门括约肌发育不成熟，易发生溢奶和食管反流；早产儿的心率较足月儿快，血压较足月儿低；早产儿基础代谢率低，产热较足月儿少，而散热又较快；早产儿呼吸不规则，快而浅，易发生呼吸暂停。

16.解析：胸腔闭式引流积液，一般在腋中线和腋后线间第6或第7肋间插管引流；引流积气在锁骨中线第2肋间；脓胸常选在脓液积聚的最低位。

17.解析：缺铁性贫血患者开始铁剂治疗后，如治疗有效，网织红细胞最早升高。

18.解析：妊娠可加重卵巢过度刺激综合征（OHSS），妊娠终止后病情可迅速缓解。

19.解析：肺叶切除者应避免手术侧卧位，最好选择健侧卧位，以促进患侧组织扩张。

20.解析：急腹症未明确诊断前，"四禁"为禁食禁水、禁止痛、禁热敷、禁灌肠，选项D和选项E描述错误。疼痛最显著部位通常是病变所在的部位，但急性阑尾炎患者疼痛开始时可在上腹部或脐部，最后才转移至右下腹，排除B选项。幽门梗阻患者呕吐物不含胆汁，排除C选项。本题选A。

21.解析：患者血小板计数低于20×10^9/L时应绝对卧床休息，禁止头部剧烈活动，以免引起颅内出血。

22.解析：血性恶露持续3~4天，产后24小时体温一般不超过38℃，剖宫产术后6个月放置宫内节育器。产后6~8小时仍不能排尿，宫底上升达脐以上或在子宫底下方触及一囊性肿块，提示尿潴留。

23.解析：流行性腮腺炎患者应给予营养丰富且易于消化的半流质饮食或软食，忌酸、辣、硬而干燥食物，以免唾液分泌增多，导致肿痛加剧。

24.解析：子宫颈活体组织检查术后应嘱病人24小时后自行取出棉球。

25.解析：雌激素在月经周期中出现两次高峰；雌激素由颗粒细胞和卵泡膜细胞协同产生；孕激素主要由黄体细胞分泌，并在黄体成熟时达到高峰，故卵泡成熟时尿中孕二醇不见增多；卵巢合成的孕激素促进了排卵。

26.解析：妊娠7周内的首次流产可选择药物流产。

27.解析：留置胃管的目的包括：①抽出胃肠道内容物和气体。②减少消化道内容物流入腹腔。③改善胃肠壁的血运。④有利于炎症的局限和吸收。⑤促进胃肠道蠕动的恢复。

28.解析：杜加斯（Dugas）征阳性为肩关节脱位的特有体征。

29.解析：贫血患者会出现活动无耐力症状，与贫血导致外周组织缺氧有关。

30.解析：腹腔手术后取半卧位，可使脓液流至盆腔，便于引流，从而避免膈下感染。

31.解析：急性肾盂肾炎患者最主要的护理问题是腰痛，与肾脏炎症渗出导致肾被膜牵拉有关。

32.解析：达美康（格列齐特）属于磺脲类降糖药，其主要机制是刺激胰岛β细胞释放胰岛素，产生作用的必要条件是胰岛中至少有30%的正常胰岛β细胞。

33.解析：对于中、重度营养不良的患儿，由于消化功能差，尽管其需要更多的能量，也只能循序渐进，从低热量开始，逐渐增加。同时遵医嘱给予蛋白同化类固醇制剂，以促进蛋白质合成，增加食欲。

34.解析：口唇呈樱桃红色是一氧化碳中毒的特征性表现。

35.解析：肺炎是麻疹最常见并发症，占麻疹患儿死因的90%以上，多见于5岁以下小儿。除麻疹病毒本身可引起巨细胞病毒肺炎外，在病程各期易并发继发性肺炎，以出疹期为多见。常并发脓胸、脓气胸、心肌炎、心衰及循环衰竭等。

36.解析：溃疡病合并瘢痕性幽门梗阻病人，因食物潴留、胃扩张、胃黏膜水肿，术前3天应给予温的生理盐水洗胃，以消除胃黏膜水肿，利于术后吻合口愈合。

37.解析：肠外营养是指经静脉途径提供营养素的营养支持方式。选项A、C、D、E：由于胃肠功能紊乱不宜肠内营养，肠外营养疗效显著。胃肠功能正常、适应肠内营养或5天内可恢复胃肠功能者不是肠外营养的适应证，故本题选B。

38.解析：妊娠后分泌雌激素可刺激乳腺癌复发，因此乳腺癌术后5年内避免妊娠是预防复发的关键。

39.解析：原发性肝癌患者常有肝功能减退情况，因此应注意予清淡、易消化饮食，不宜进食过多高蛋白、高脂肪食品，因高蛋白、高脂肪饮食会加重肝脏的负担，甚至有可能诱发肝性脑病。

40.解析：结石小于0.6cm、光滑，无尿路梗阻及感染，应先采用非手术治疗。

41.解析：从末次月经（LMP）的第一天算起，月数减3或加9，日数加7（农历日数加14）即为预产期。该孕妇末次月经为2006年3月16日，预产期即为2006年12月23日。

42.解析：分娩过程中，由胎头颅骨最低点与坐骨棘平面的关系可了解胎先露下降程度。

43.解析：患者饮酒后出现腹痛，且血清淀粉酶升高，考虑为急性胰腺炎。

44.解析：血栓闭塞性脉管炎患者血管阻塞，外周组织缺血缺氧，忌热敷。热敷可导致组织的需氧量增加，从而加重组织的缺氧。

45.解析：滴虫性阴道炎病人治愈的标准是月经干净后复查白带，连续3次滴虫检查均为阴性考虑为治愈。

46.解析：阴道位于膀胱和尿道后方，下端开口于阴道前庭后部；阴道为一上宽下窄的管道；上端围绕子宫颈的部分称为阴道穹窿，按其位置分为前、后、左、右四部，其中后穹窿较前穹窿深，与子宫直肠陷凹紧密相邻，为盆腹腔最低部位，临床上可经此处进行穿刺或引流。

47.解析：化疗患者牙龈出现出血点且血小板计数偏低，为防止继续出血，应避免肌内注射；使用软毛牙刷刷牙或使用清水漱口；口腔溃疡时给予温凉流质饮食或软食，避免刺激性食物；不可去除破损的口腔黏膜，防止引起感染。

48.解析：肠梗阻患者频繁呕吐，血压低，考虑为血容量不足，病情危急，因此针对该患者的治疗应首先纠正低血容量。

49.解析：闭合性脑挫裂伤患者因继发脑水肿，会出现颅内压增高。针对颅内压增高的患者应控制补液的量（1500ml/d）和速度。

50.解析：诊断性刮宫可用于月经失调、子宫异常出血、不孕症、不全流产、过期流产、葡萄胎等导致子宫长时间出血疾病的协助诊断。因不孕症进行诊刮时，应选择月经来潮前或者月经来潮12小时内，以便判断有无排卵。

51.解析：针对系统性红斑狼疮患者的皮肤护理，护士应讲解阳光照射对系统性红斑狼疮患者皮肤的损害，指导患者避免紫外线照射，以免引起皮疹加重。避免刺激性物质接触皮肤，以免加重病情。嘱咐病人皮肤瘙痒、疼痛时勿抓挠，必要时涂敷止痒剂。嘱咐病人切勿热敷红肿热痛的关节，关节疼痛剧烈时减少活动。

52.解析：及时冲洗伤口可减少破伤风毒素的来源，注射破伤风抗毒素能及时中和体内的游离毒素。

53.解析：通常情况下，脑细胞经受4~6分钟的完全性缺氧，即可产生不可逆性损害，大脑耐受缺血缺氧的时限为4~6分钟。

54.解析：肾病综合征的患儿出现阴囊高度水肿、囊壁变薄透亮，应用吊带托起阴囊，防止阴囊皮肤破溃。

55.解析：急性肾衰竭少尿或无尿期必须严格限制蛋白质的摄入量，以免加重氮质血症。

56.解析：吻合口瘘是食管癌手术后最严重的并发症，多发生在术后5~7天。消化道内容物的漏出，导致胸膜腔感染，表现为持续高热、呼吸困难、胸痛。根据以上症状可判断此患者发生了吻合口瘘。

57.解析：左上腹撞伤后出现血压下降、贫血等症状，考虑为实质性脏器破裂出血（脾破裂）。

58.解析：患者有明显的膀胱刺激征，且尿细菌定量检查大于10^5/ml，提示尿液中有细菌生长。经系统抗炎治疗效果不明显，应根据药敏试验结果选用强力抗生素。

59.解析：牵引是利用牵引力和反牵引力作用于骨折部，达到复位或维持复位固定的治疗方法。

60.解析：附子有毒，入汤剂需先煎。

61.解析：口服补液盐适用于轻、中度脱水患儿；静脉补液适用于中度以上脱水患儿；心、肾功能不全，休克及腹胀明显者不宜服用补液盐。

62.解析：根据患者的症状考虑为由肝硬化导致食管胃底静脉曲张破裂出血，因此采取及时有效的止血措施抗休克治疗十分关键。三腔二囊管压迫止血是控制食管胃底静脉曲张破裂出血的首选措施。

63.解析：流脑患儿出现出血性皮疹，应保持皮肤干燥，禁用酒精擦浴，以免刺激皮肤引起病情变化。

64.解析：腰麻术后，患者常规采取去枕平卧4~6小时，防止头痛的发生。出现头痛者，应平卧休息，遵医嘱给予镇静剂或安定类药物。

65.解析：有机磷农药中毒患者发生的急性肺水肿是非心源性肺水肿，阿托品是对抗此类肺水肿的主要药物。

66.解析：胎膜早破患者应卧床休息，抬高臀部，以减少羊水的流出，防止脐带脱垂。

67.解析：慢性肾盂肾炎患者急性发作控制后应积极寻找易感因素加以治疗，同时给予小剂量抗菌药物，每疗程约2周，总疗程2~4个月。

68.解析：甲亢患者睡觉时应取高枕卧位，以减轻球后水肿。

69.解析：新婚期女性可首选药物避孕法。选项A、C、D、E均属于药物避孕的禁忌证。

70.解析：异位妊娠非手术治疗时，病人应绝对卧床休息，避免增加腹内压的动作，保持大便通畅，以免诱发活动性出血。

71.解析：患者既往有高血压病史，用力排便后出现意识模糊，伴频繁呕吐，考虑为出血性脑血管疾病（脑出血、蛛网膜下腔出血）。

72.解析：艾滋病主要通过血液、体液传播，共用毛巾和食具不会感染艾滋病。所以指导患者家属预防艾滋病传播的原则是避免血液、体液的接触。

73.解析：周期性、节律性上腹痛是消化性溃疡典型的症状之一。

74.解析：胎盘尚未完全剥离时牵拉脐带或用手按揉、下压宫底等操作可能会引起胎盘部分剥离而出血或拉断脐带，甚至造成子宫内翻。因子宫下段有一狭窄环，使胎盘嵌顿于宫腔内，此时应使用麻醉剂，使宫颈内口松弛，从而协助胎盘娩出。

75.解析：佝偻病患儿应补充维生素D至2岁，选项B错；维生素D缺乏性佝偻病患儿应避免久坐、久站、过早行走，以防骨骼畸形，选项C错；O形腿患儿可指导患儿家长按摩患儿下肢外侧肌，选项D错；佝偻病患儿应定期户外活动，接受日光照射，但夏季应避免太阳直射，选项E错误。患儿应补充富含维生素D、钙、磷和蛋白质丰富的食物，如肝、蛋、蘑菇等。故本题选A。

76.解析：室性早搏是在窦房结冲动尚未抵达心室之前，由心室中的任何一个部位或室间隔的异位节律点提前发出电冲动引起心室除极。在窦性心律后连续出现3个或5个室性早搏10余次，考虑为频发室早。

77~79.解析：小儿辅食添加的原则是"5泥7末10稠粥"，生后4~6个月可添加蛋黄、米糊，生后7~9个月可添加肝泥、烂面，生后10~12个月可添加软饭、碎菜、碎肉。

80.解析：肝硬化门脉高压症患者出现脾功能亢进时，会导致血细胞破坏增加，三系血细胞，即白细胞、红细胞、血小板计数减少。

81.解析：门脉高压症最严重的并发症是食管胃底静脉曲张破裂引起上消化道大出血，患者出现呕血。

82.解析：甲肝患者应实施消化道隔离，隔离期是自发病日起共3周。

83.解析：急性肝炎患者发病后应卧床休息1个月。

84.解析：肺炎球菌肺炎患者典型的痰液为铁锈色痰。

85.解析：慢性支气管炎患者的痰液一般为白色黏液或浆液泡沫性痰，偶可带血。

86.解析：克雷伯杆菌肺炎患者典型的痰液呈砖红色胶冻样。

87.解析：少食多餐，维持血糖在稳定水平是减少孕吐的有效方法之一，孕妇外出时随身携带一些小点心，避免空腹，可减轻早期孕吐。

88.解析：便秘的孕妇应多吃含纤维素多的食物，以促进胃肠蠕动，避免便秘。

89.解析：患儿出现咳嗽、咳痰，听诊两肺有细湿啰音，考虑为支气管肺炎。

90.解析：患儿体温39℃，首要的护理诊断是体温过高。

91.解析：支气管肺炎患儿由于肺充血，应控制输液速度，每小时5ml/kg，防止输液速度过快，使心脏负荷加重，诱发心力衰竭。

92.解析：患儿呼吸困难进行吸氧，不宜边吸氧边喂食，容易呛咳。

93.解析：急性心肌梗死患者在12小时内应绝对卧床休息，以免加重心脏负担。24小时后可活动肢体，3天后可以下床轻微活动。

94.解析：室性早搏的心电图表现为提前出现宽大畸形的QRS波群，其前无提早出现的异位P波，其后T波与QRS波群主波方向相反，有完全性代偿间歇。每分钟出现5次及以上室性早搏，即为频发室性早搏。

95.解析：急性心肌梗死患者出现频发室性早搏时首选利多卡因。

96.解析：育龄女性突发下腹部疼痛伴恶心、呕吐，右附件区可扪及6cm×5cm×4cm大小的囊实性包块，边界清楚，压痛明显，提示可能为卵巢肿瘤蒂扭转。

97.解析：卵巢肿瘤蒂扭转可引起破裂出血，出血增多可继发盆腔感染，大出血有危及生命的可能，所以卵巢肿瘤蒂扭转需要及时手术治疗。

98.解析：患者有吸烟史，有咳、痰、喘、炎等症状，可诊断为慢性支气管炎、慢性阻塞性肺气肿。在感染等诱因作用下，患者出现了PaO_2 52mmHg，$PaCO_2$ 60mmHg，即Ⅱ型呼吸衰竭。

99.解析：患者存在低氧血症和二氧化碳潴留，即Ⅱ型呼吸衰竭，此时患者的呼吸运动主要靠缺氧刺激呼吸中枢，而持续低流量吸氧既能改善组织缺氧，也可防止因缺氧状态解除而抑制呼吸。

100.解析：护士在指导慢阻肺患者进行呼吸功能锻炼时，应指导患者深深地吸入、慢慢地呼气。